糖友们如何守护光明

——带您轻松了解糖尿病眼病

主审 ⊙ 江 冰　李亚敏

主编 ⊙ 吴孟波　王 琴　杨 波

U0332148

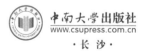

中南大学出版社
www.csupress.com.cn
·长沙·

图书在版编目（CIP）数据

糖友们如何守护光明：带您轻松了解糖尿病眼病 /
吴孟波，王琴，杨波主编. —长沙：中南大学出版社，
2023.12

ISBN 978-7-5487-5663-7

Ⅰ．①糖… Ⅱ．①吴… ②王… ③杨… Ⅲ．①糖尿病—
—并发症－眼病－防治 Ⅳ．①R587.2

中国国家版本馆 CIP 数据核字（2023）第 250699 号

糖友们如何守护光明

——带您轻松了解糖尿病眼病

TANGYOUMEN RUHE SHOUHU GUANGMING

——DAI NIN QINGSONG LIAOJIE TANGNIAOBING YANBING

吴孟波　王琴　杨波　主编

□出 版 人	林绵优		
□责任编辑	陈　娜		
□责任印制	唐　曦		
□出版发行	中南大学出版社		
	社址：长沙市麓山南路		邮编：410083
	发行科电话：0731-88876770		传真：0731-88710482
□印　　装	广东虎彩云印刷有限公司		

□开　　本	710 mm×1000 mm 1/16	□印张 12.5	□字数 200 千字
□版　　次	2023 年 12 月第 1 版	□印次 2023 年 12 月第 1 次印刷
□书　　号	ISBN 978-7-5487-5663-7		
□定　　价	68.00 元		

糖友们如何守护光明
——带您轻松了解糖尿病眼病

编委会

主　审 ◎ 江　冰　李亚敏

主　编 ◎ 吴孟波　王　琴　杨　波

副主编 ◎ 蒋　俪　彭　珍　吴　轩　李　芳
　　　　　易　帅　侯　敏

编　者 ◎（按姓氏笔画排序）

丁　纯　马静芳　王　琴　王灿飞　王夏超
王彩琼　朱　颖　朱思佳　伍　莹　刘　丹
刘　可　刘　骁　刘　萍　刘冰清　刘雨芩
苏喜美　杨　丽　杨　波　杨　艳　杨思思
李　芳　李　娜　李少红　李昀宸　肖翊轩
吴　轩　吴　泽　吴孟波　何　劲　何　彦
何　莉　张　波　张莉薇　张璇灿　陈慧慧
易　帅　周也荻　周珺妮　胡思乐　侯　敏
姜文敏　骆春燕　徐　蓉　徐小晶　欧阳平波
彭　珍　彭雨霏　彭颖倩　彭德珍　蒋　俪
童　平　曾湘菊　谢仪佳　谢思珺　蔡　攀
蔡佳佳　黎吉娜

绘　图 ◎ 马静芳　胡思乐　骆春燕　彭雨霏

前言

糖尿病是一种常见的慢性疾病。据国际糖尿病联盟(IDF)统计,全球目前有 5.37 亿成年人患有糖尿病,每 10 个 20～79 岁的成年人中就有 1 名糖尿病患者,到 2045 年,这一数字预计将增至 7.48 亿。而在中国,随着社会经济的发展,老龄化加剧与饮食结构的改变,我国糖尿病的发病人数逐年增加。据流行病学调查显示,我国有 1.41 亿名成年糖尿病患者,相当于 13% 的成年人患有糖尿病,全世界每 4 名成年糖尿病患者中就有 1 名来自中国。在极高的糖尿病发病基础上,基于大众对糖尿病的知晓不足及治疗意识的薄弱,我国糖尿病并发症的发病率也在不断上升。糖尿病眼病是糖尿病患者最常出现的并发症,是一种严重影响患者视觉质量乃至致盲的眼病。长期高血糖可能导致视网膜病变、白内障、青光眼、视神经病变、角膜病变等。随着糖尿病患者病程的延长,糖尿病眼病的患病率逐年升高,致盲率也逐年升高,病程 10 年以上的糖尿病患者,并发眼病的概率可达 50%,严重影响着我国糖尿病患者的视觉质量和生活质量。

2019 年 7 月国务院办公厅成立健康中国行动推进委员会,统筹推进《健康中国行动(2019—2030 年)》,明确提出实施健康知识普及行动是"健康中国行动"的主要任务之一。大力开展健康科普工作,提高人民群众健康素养,是医疗机构的社会责任,也是医务工作者的职责与使命。

　　基于此,为了提高公众的健康素养和健康文化水平,传播普及健康知识,针对糖尿病眼病这一庞大的患病群体,中南大学湘雅二医院眼科团队组织编写了此科普书,旨在帮助公众正确认识疾病,加强自我保健,树立与慢病共存的信心。本书内容采用问答的形式,总结和梳理了患者关心的159个高频问题,以通俗易懂的语言、原创性的趣味插图,图文并茂、深入浅出地介绍了常见糖尿病相关眼病(包括糖尿病性白内障、糖尿病性视网膜病变、糖尿病黄斑水肿、糖尿病性视神经病变、糖尿病相关性青光眼、糖尿病性角膜病变等)的定义、危害、预防措施、治疗方式、家居照护、情绪管理与心理照护等内容。一问一答,简洁明了,专业权威,不具备医学背景的普通读者也能轻松读懂,普及性广,实用性强。希望本书的出版,能为实现"健康中国"战略目标贡献一份力量。

　　鉴于编者水平和编写时间有限,书中难免有疏漏之处,望广大读者和同行批评指正。

编　者

2023 年 11 月

目录

第三章 糖尿病性视网膜病变 38

第七章　糖尿病性角膜病变　116

第一章
糖尿病与眼部并发症

1.确诊糖尿病后需要看眼科吗?

随着社会经济的发展和人们生活方式的改变,全球糖尿病患病率逐年上升。根据 2021 年国际糖尿病联盟(IDF)统计,目前全球 20~79 岁人群中糖尿病患者有 5.37 亿人,预计 2045 年这一数字将增长至 7.83 亿,而我国糖尿病人群数量居世界第一,患者数量超过 1.4 亿,是全球糖尿病患者人数最多的国家。

糖尿病真正可怕的地方不是升高的血糖,而是由血糖升高导致的众多并发症。糖尿病作为已知内科疾病中出现并发症最多的一种疾病,糖尿病对人体的损伤往往是通过一系列并发症表现出来的,例如:糖尿病肾病、糖尿病神经病变、糖尿病心脑血管疾病、糖尿病性视网膜病变等,而在这些并发症当中,糖尿病导致的糖尿病性视网膜病变是最常见和最严重的微血管并发症之一。同时,糖尿病黄斑水肿所导致的中心视力受损会严重影响患者视力,甚至致盲。

很多患糖尿病多年的糖友,会有这样的感受:视力下降很快,经常出现看东西不清楚的情况,但不痛不痒。多数老年人会认为跟上了年纪有关,并不会马上跟糖尿病联系起来,殊不知眼部的问题,很可能是糖尿病所引起的。

糖尿病患者要尽早识别和诊断眼部并发症，推荐糖尿病患者在确诊糖尿病后及时到眼科门诊进行相关检查，定期随诊，通过高效的早期筛查发现眼部病变，进行科学管理，及时治疗，尽最大可能避免糖尿病眼部并发症带来的视力障碍。希望每一位糖友在平时的生活中，力争做到早筛查、早发现、早治疗，为自己"心灵的窗户"保驾护航(图1-1)。

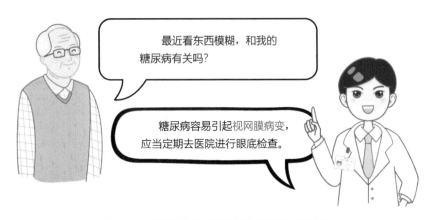

图1-1　糖尿病患者应定期进行眼底检查

2. 糖尿病为什么会影响视力?

提起糖尿病，大家一般都会将关注点放在血糖的控制以及糖尿病足、心血管和肾脏等疾病的预防上，认为"只要血糖控制好了就没问题""只要身体其他指标都正常就行了"。殊不知，糖尿病还可以引起各种各样的眼部疾病。糖尿病患者的血糖水平、糖化血红蛋白(HbA1c)浓度与糖尿病眼部并发症的发生有直接关系。长期血糖不稳定或持续高血糖，会使眼部组织、神经及血管微循环出现异常，从而影响眼睛的各个部位，导致出现各种病变，比如角膜上皮脱落、白内障、糖尿病性视神经病变、糖尿病眼肌麻痹等，进而影响人们的视力，部分患者甚至出现眼球萎缩和失明。

　　糖尿病影响视功能的过程较为隐匿，视网膜病变未累及黄斑时视力往往无明显变化，易被忽视，很容易错过最佳治疗时机。因此糖友们应定期进行眼部检查，尤其不能遗漏眼底检查，以便于早发现、早干预，从而降低视力损伤(图 1-2)。

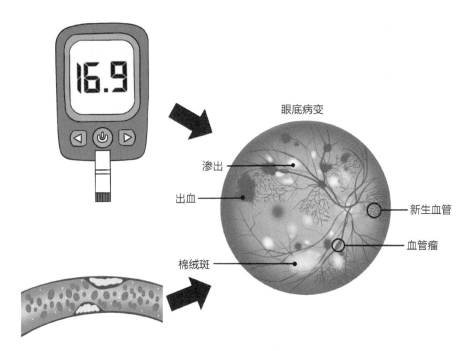

渗出

出血

棉绒斑

眼底病变

新生血管

血管瘤

图 1-2　长期血糖不稳定或持续高血糖进而影响视力

3. 糖尿病患者需要做眼底检查吗?

　　在糖尿病的众多并发症中，糖尿病眼部病变很容易被糖友们忽视，究其原因，还是对糖尿病眼病的危害认识不足，抱有侥幸心理。在病变过程中，初期患者是没有感觉的，等到患者有了视力下降等自觉症状时，往往病情已经到了严重的地步，且已发生的病变是不可逆转的。因此，我们要告诉所有糖尿病患者，得了糖尿病，要及时进行眼部检查，尤其对视网膜的全方位检查，包括裂隙灯下眼底检查、光学相干断层扫描（OCT）检查以及荧光素眼底血管造影（FFA）检查等，及时治疗，防止病变向更坏的局面发展。

临床上医生常说的眼底是指从晶状体往后的眼球内部结构，包括视网膜、眼底血管、视盘、视神经纤维、视网膜上的黄斑部，以及视网膜后的脉络膜等。既往研究发现，眼底血管情况可以反映全身血管的健康状况。糖尿病患者的代谢异常可使眼底视网膜血管损害，毛细血管闭锁，导致视网膜组织缺氧，从而眼底出现水肿、渗出、出血等一系列病理改变（图 1-3）。

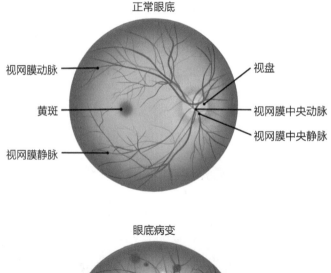

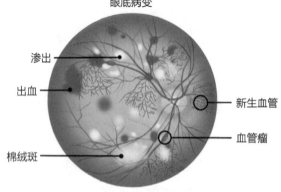

图 1-3　正常眼底与糖尿病患者的眼底病变

通过眼底检查，医生可以观察到眼底是否有出血、渗出以及动静脉的改变，不仅可以了解眼部健康状况，还能预测其他疾病的发生发展，如青光眼、视神经病变、黄斑部病变等。

建议糖尿病患者每年进行一次眼底检查，对于不同类型的糖尿病，开始筛查的时间节点也有所不同(图1-4)，对于已有眼底病变的患者，更应按照医生的建议定期检查眼底，早期的眼底检查，对降低致盲和视力损伤尤为重要。

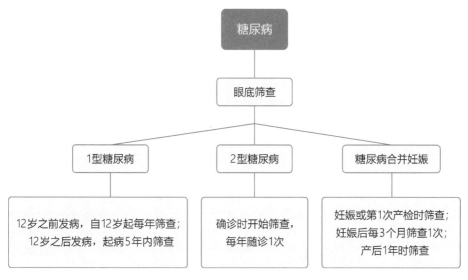

图1-4　糖尿病患者视网膜病变筛查时间节点

4.糖尿病患者会出现哪些眼部并发症?

糖尿病作为全身糖代谢紊乱导致的慢性疾病，目前仍然是全球严重的公共卫生问题，而作为糖尿病重要靶器官损害之一，糖尿病眼部并发症是一种严重影响患者视觉质量乃至致盲的眼病。常见的糖尿病眼部并发症有以下几种(图1-5)。

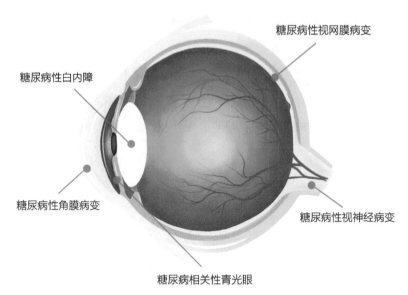

图 1-5 糖尿病眼部并发症

（1）糖尿病性视网膜病变

糖尿病性视网膜病变是最常见的视网膜血管病，是随着糖尿病病程延长而逐步发生、发展的一组以视网膜微血管改变为特征的病变，同时也是工作年龄人群中排名首位的致盲性眼病。该病变主要影响眼睛的视网膜，由于血糖得不到有效控制，使机体长期处于一种高糖的环境，时间久了，视网膜血管就会变得很脆弱，像出现了裂缝的水管，容易渗透、出血。临床表现为视力下降、视物变形、视野缺损等。

（2）糖尿病性白内障

糖尿病性白内障是糖尿病患者视力下降的重要原因之一，已成为糖尿病并发症中仅次于视网膜病变的第二大眼病。在高血糖的作用下，大量异常代谢物质会加重并加快晶状体混浊的程度和速度，从而加速白内障的发生和发展。此外，血糖的波动通过一过性改变屈光状态，加重了晶状体的负担。临床表现为视力减退、视物模糊等。

（3）糖尿病性角膜病变

糖尿病性角膜病变可分为原发性和继发性。原发性糖尿病性角膜病变是由于长期高血糖及其相关性代谢变化所引起；而继发性糖尿病性角膜病变是因糖尿病患者眼部创伤以及手术后所引起。临床表现为角膜知觉减退、干眼、持续角膜上皮缺损等，严重者可导致角膜穿孔。

（4）糖尿病性视神经病变

糖尿病性视神经病变是糖尿病导致的常见慢性并发症之一，可威胁视力。年龄、糖尿病病程、收缩压均为其发生的危险因素，且随着糖尿病病程的延长和糖化血红蛋白水平的增加而导致其发生的风险增加。临床表现为视力明显下降、视野缺损。

（5）糖尿病相关性青光眼

由于高血糖损伤视网膜微血管，加重缺血缺氧，诱发新生血管的生长，阻塞眼内液体的流通出口，从而导致眼内压力的急剧升高，形成新生血管性青光眼。当高眼压无法控制时可表现为头痛、眼胀眼痛、呕吐及视力下降，严重者可致盲。

5. 糖尿病眼部并发症的发生率高吗?

全球范围内，糖尿病患者中糖尿病性视网膜病变患病率为 34.6%，严重威胁视力的增生型糖尿病性视网膜病变（PDR）患病率为 6.96%，影响中心视力的糖尿病黄斑水肿（DME）患病率为 6.81%。另一项纳入全球 59 项研究的荟萃分析结果表明，2020 年全世界成年 DR 患者人数估计为 1.031 亿，2045 年，这一数字预计将增加至 1.605 亿。

糖尿病眼部并发症的患病率因国家、地区、种族而异，在短短 30 年间，中国糖尿病性视网膜病变的发生率正在迅猛增长。在中国的糖尿病患者人群中，大约有30%患有糖尿病性视网膜病变，估计数量已达4000万人以上，有研究表明，大约每3名糖尿病患者中就有1名糖尿病性视网膜病变患者（图1-6）。

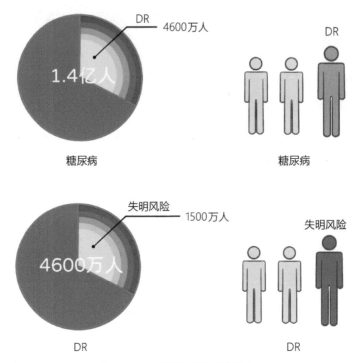

注：DR 为糖尿病性视网膜病变。

图1-6　糖尿病性视网膜病变的发生率正迅猛增长

其中，华北（27.7%）和东北（23.7%）地区患病率较高，农村（34.0%）患病率高于城市（18.7%），糖尿病性视网膜病变患病率在50~59岁年龄段的糖尿病患者中最高（22.1%）。此外，糖尿病患者的白内障发生更早、发展更快，发病风险达到普通人群的2~4倍，我国2型糖尿病患者中白内障患病率高达62%，且患病率随糖尿病病程延长而显著增加，而47%~64%的糖尿病患者可合并原发性角膜病变，糖尿病性视盘新生血管在糖尿病患者中的发生率为15.87%~25.8%，随着糖尿病病程的延长及血糖水平的增高其发生率也会增加。

6. 糖尿病眼部并发症有哪些危害?

糖尿病眼部并发症的危害在于其可导致低视力甚至失明,是非常严重的医学问题和社会问题,同时严重威胁着糖尿病患者的视觉质量和生活质量。2019 年一项系统性综述结果显示,糖尿病性视网膜病变患者每年进展为威胁视力的比例是 3.4%~12.3%;而糖尿病性角膜病变可使患者出现角膜知觉减退、干眼、持续角膜上皮缺损、角膜溃疡迁延不愈等,更甚者可导致视力丧失、角膜穿孔,除损害视力外,糖尿病性相关眼部并发症还将显著增加患心血管疾病的风险,视力受损或丧失可导致患者出现心理变化,容易产生自卑、焦虑情绪,严重影响糖尿病患者的生活质量和工作能力,这些将给患者工作、家庭和社会活动带来沉重的负担(图 1-7)。

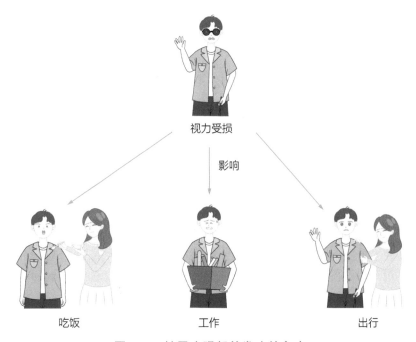

图 1-7 糖尿病眼部并发症的危害

7. 怎样预防糖尿病眼部并发症呢?

(1)早发现,早治疗

从确诊糖尿病开始,就需要预防眼部并发症的发生,及时到眼科进行常规检查。建议青春期前诊断为 1 型糖尿病(T1DM)的患者在青春期后(12 岁后)开始进行眼底检查;青春期后诊断为 T1DM 的患者建议在病程5 年内必须进行第一次糖尿病性视网膜病变的筛查;T1DM 患者开始筛查糖尿病性视网膜病变后建议每年至少复查 1 次;T2DM 患者应在诊断后尽快进行首次全面眼科检查。如果出现视物模糊、视物变形或扭曲、眼前黑影飘动等,应尽快及时就诊。

(2)管理血糖

预防糖尿病眼部并发症,最重要的就是积极有效地控制血糖。糖尿病患者的高浓度血糖和糖化血红蛋白是加重糖尿病眼部并发症的重要危险因素,血糖控制良好有助于延缓晶状体混浊的进展,同时也可以延缓糖尿病性视网膜病变的发展,使患者保留相对良好的眼底功能。因此,糖友们应充分重视并控制糖尿病基础疾病,坚持长期血糖监测调控,定期进行眼科随诊。

(3)调节血脂

血脂异常是糖尿病眼部并发症发生和进展的重要危险因素,高血脂的控制可以延缓糖尿病眼部并发症的进展。建议糖友们日常保持吃动平衡,维持健康体重,科学调控脂肪,少油烹饪,并在医生的建议下合理应用降血脂药物。根据美国国家脂质协会发布的《血脂检测科学声明》,其中界定了血脂检查的警戒值,大家可以对比血脂检查结果和警戒值(表 1-1),大致评估风险。

表 1-1　血脂检查警戒值

血脂指标	警戒值	临床参考意义
低密度 脂蛋白胆固醇	任何年龄≥190 mg/dL （4.9 mmol/L）或 儿童≥160 mg/dL （4.1 mmol/L）	重度高胆固醇血症，提示家族性高胆固醇血症的可能性大，或可能需要高强度他汀类药物治疗
非高密度 脂蛋白胆固醇	成人≥220 mg/dL （5.7 mmol/L）	考虑遗传性高脂血症
甘油三酯	成人≥500 mg/dL （5.65 mmol/L）	严重高甘油三酯血症，提示心血管事件风险增加
	成人≥1000 mg/dL （11.3 mmol/L）	提示急性胰腺炎风险增加

（4）控制血压

血压导致的血管变化与糖尿病导致的血管异常相互影响，增加了糖尿病眼部并发症发生和进展的风险。根据《中国高血压防治指南（2022 年）》治疗性生活方式干预"八部曲"，建议：①减少钠盐的摄入而增加钾的摄入；②合理膳食；③控制体重；④不吸烟；⑤限制饮酒；⑥增加运动；⑦保持心理平衡；⑧管理睡眠。不同人群降压目标推荐见图 1-8。

（5）健康的生活方式

糖尿病眼部并发症的发生和发展不仅与吸烟、饮酒等不良生活习惯有关，还与肥胖、遗传等多种其他风险因素有关，因此，日常应保持健康的生活方式，清淡饮食，适量运动，同时注意用眼卫生，避免熬夜及长时间近距离用眼。

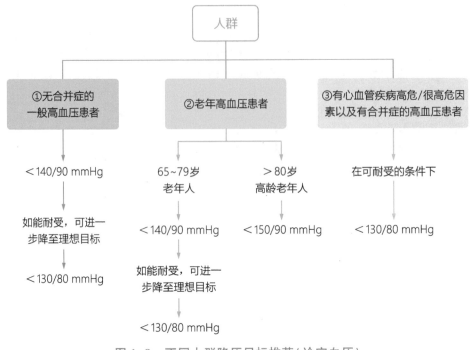

图1-8 不同人群降压目标推荐(诊室血压)

8. 青少年时期发生糖尿病对视觉损伤会更严重吗?

青少年时期发生的糖尿病多数为1型糖尿病,是胰岛 β 细胞破坏、胰岛素绝对分泌不足而引起的一种糖尿病。研究发现,美国青少年1型糖尿病患者平均发病3.2年后有20%存在不同程度糖尿病眼病,20岁以上的1型糖尿病患者,糖尿病病程<10年者糖尿病眼病发生率为20.53%,病程为10~20年者糖尿病眼病发生率为55.55%。然而,伴随着青少年肥胖人数的增加,青少年2型糖尿病的发病率也迅速增长。一项长达10年的随访证实,青少年2型糖尿病患者比1型糖尿病患者和成人2型糖尿病患者的糖尿病并发症的发生率更高,鉴于患者的年龄,未来将会面临着更多、更严重

的健康挑战。

　　因此，建议青春期前或青春期诊断为 1 型糖尿病的患者在青春期后（12 岁后）开始眼底筛查，青春期后确诊的患者建议在病程 5 年内，必须进行第一次眼底筛查。2 型糖尿病患者则建议在确诊后尽快进行首次全面的眼科检查。

第二章
糖尿病性白内障

1. 当"糖尿病"遇到"白内障"，会发生什么变化？

白内障为全球第一位致盲性眼病，全球盲人中，因白内障致盲者约为46%，而糖尿病作为慢性系统性疾病，对眼部多种组织具有损伤作用，其中糖尿病性白内障是导致患者视力下降的主要原因之一。在临床白内障患者中，约有20%以上合并有糖尿病，糖尿病可导致白内障进展风险增加2~4倍，其发病时间也会较常人早20年。

从病因学来看，由于持续的高血糖环境，导致眼内房水渗透压改变，诱发细胞凋亡，抗氧化能力减弱，导致较多眼部并发症的发生，如糖尿病性白内障、糖尿病性视网膜病变、糖尿病性角膜病变等。由于糖尿病病程长、血糖控制不佳、合并糖尿病性视网膜病变等危险因素，则进一步加快和加重了白内障的进展。虽然目前白内障手术技术日益成熟，但是患有糖尿病的白内障患者，术中和术后并发症的发生率仍高于普通患者，而且手术还有可能加快原有糖尿病性视网膜病变的进展(图2-1)。

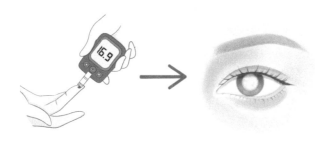

图 2-1　当"糖尿病"遇到"白内障"

2. 糖尿病性白内障是眼睛哪个部位出了问题呢?

　　我们常说的白内障,其实就是指各种原因导致的晶状体代谢紊乱以及晶状体蛋白质变性发生混浊。如果将眼睛比作一部照相机,晶状体就相当于照相机里的镜头,外界物体反射来的光线经过角膜、房水,由瞳孔进入眼球内部,再经过晶状体、玻璃体的折射作用,在视网膜上形成清晰的物像。如果镜头混浊了,自然也就不能照出清晰的照片,从而导致我们的视觉质量下降。

　　正常的晶状体为双凸面、有弹性、无血管的透明组织,位于瞳孔和虹膜后面、玻璃体前面,借晶状体悬切带固定其位置,具有复杂的代谢过程,其主要营养来源于房水和玻璃体,是我们眼球中重要的屈光介质(图 2-2)。

　　晶状体处于眼内环境中,任何影响眼内环境的因素,如老化、外伤、辐射、中毒、局部营养障碍以及某些全身代谢性疾病或免疫性疾病,都可以直接或间接干扰晶状体的正常代谢,破坏其结构,使透明的晶状体混浊,从而导致视力下降,视物模糊,严重时可致失明。而糖尿病患者的高血糖,通过改变晶状体的渗透压、诱发晶状体氧化应激、引起晶状体蛋白糖基化等多种途径,可加速白内障的发生和发展(图 2-3)。

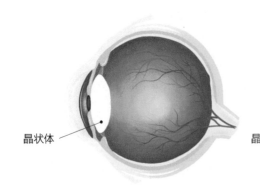

晶状体

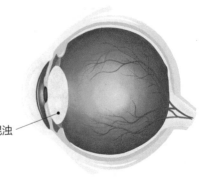

晶状体混浊

图 2-2　晶状体的解剖位置　　　　图 2-3　晶状体混浊

3. 糖尿病性白内障分为哪几类?

　　糖尿病性白内障是一种常见的代谢性白内障,可分为真性糖尿病性白内障和糖尿病患者年龄相关性白内障。真性糖尿病性白内障多见于青少年1型糖尿病患者,国外文献报道其发病率为1%~47%,我国为7%~10%,在白内障患者总数中不超过1%,多为双眼发病。

　　我国2型糖尿病患者中,白内障的发病率高达62%,且随着糖尿病病程延长而显著增加。糖尿病患者最常见的白内障类型是年龄相关性白内障,可根据晶状体开始出现混浊的部位,分为以下几种类型(表2-1)。

表 2-1　糖尿病年龄相关性白内障分型

分型	表现
皮质性白内障	为最常见的类型,典型的皮质性白内障按其病变发展可分为四期:初发期、膨胀期、成熟期、过熟期
核性白内障	发病较早,进展缓慢,早期由于核屈光力的增强,患者可出现晶状体性近视,远视力下降。后期晶状体核的严重混浊,眼底不能窥见,视力极度减退

续表2-1

分型	表现
后囊性白内障	进展缓慢，由于混浊位于视轴，早期就会出现明显的视力障碍，后期合并晶状体皮质和核混浊，最后发展为完全性白内障

4. 糖尿病性白内障的典型症状是什么？

（1）糖尿病年龄相关性白内障

糖尿病年龄相关性白内障发生在年龄较大的患者中，其症状与一般老年性白内障相似。初期症状：无痛性、渐进性的视力下降，视物模糊，眼前出现小黑影，觉得有东西遮挡，出现不同程度的视野缺损，看东西有重影，出现色觉异常的现象，如出现红色、蓝色或绿色等色觉减弱症状，秀丽的景色在其眼中都有可能变得黯淡，也有部分人表现为暗适应能力差、光感差、对比敏感度下降、眩光、畏光等症状（图2-4）。由于晶状体营养障碍或代谢紊乱而使其硬度增加、密度增高，当光线通过晶状体时会发生折射，形成一个扭曲的像，出现单眼复视或视物变形。糖尿病患者年龄相关性白内障发病率较健康老年人高，且发病年龄也较早，多见于50岁以上的中老年人，通常双眼先后发病，对视力造成严重危害，给老年人晚年生活带来不便。

（2）真性糖尿病性白内障

真性糖尿病性白内障多发生在血糖控制不好的年轻糖尿病患者，且常发生于30岁以前及病情较严重的1型糖尿病患者。通常为双眼同时发病，出现晶状体前囊下乳白色"雪花"样混浊，发病速度很快，造成视力明显下降，晶状体可以在数天，也可在数周或数月内形成成熟性白内障。常伴有屈光改变：当血糖升高时，血液中无机盐含量下降，房水渗入晶状体，使晶状体变凸，出现近视；当血糖降低时，晶状体内水分渗出，晶状体变扁平，可出现远视，或"老花眼"加重，近距离阅读能力下降的症状。

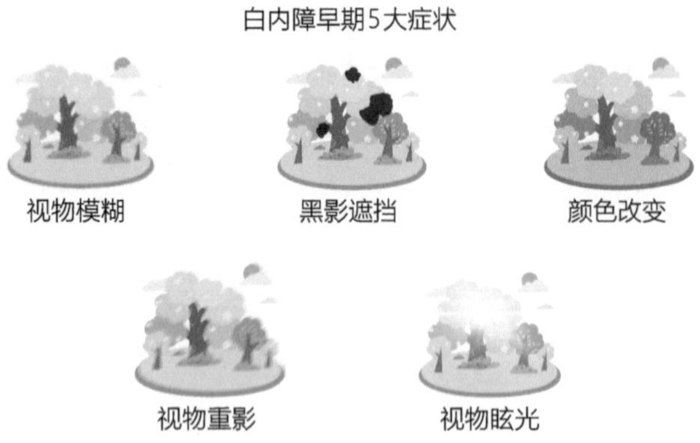

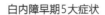
白内障早期5大症状

视物模糊

黑影遮挡

颜色改变

视物重影

视物眩光

图 2-4　白内障典型症状

5. 如何做好糖尿病性白内障的术前管理?

与普通患者相比,糖尿病患者多合并眼底病变,在进行白内障手术后并发症的发生率更高,并且会加速眼底病变的发展,因此规范的血糖管理对于预防并发症的发生,改善预后都有着十分重要的作用。

(1)血糖管理

规范的血糖管理应贯穿整个围术期,血糖和糖化血红蛋白的水平可作为患者术前血糖管理的基本依据,糖化血红蛋白能反映患者 3 个月内的平均血糖水平,对血糖管控和预测并发症极为重要。血糖平稳,有效地控制糖化血红蛋白水平,可降低手术感染、心血管风险等意外,从而延缓糖尿病性视网膜病变及其他微血管病变的进展。由于糖尿病患者个体差异性大,通常要依据患者既往血糖情况、手术急迫程度来确定血糖控制范围(表 2-2)。在不影响全身情况的前提下,尽量把血糖控制平稳再接受手术,会更安全。在控制血糖过程中,要密切注意患者是否出现低血糖症状。此外,糖化血红蛋白波动幅度过大也会加速术后视网膜病变的进展,也应积极控制这一指标。

表 2-2　糖尿病患者围术期血糖管理

管理项目	监测血糖频率	禁食患者	4~6 小时/次	
		正常饮食患者	空腹、三餐后和睡前血糖	
		使用胰岛素患者	三餐前后及睡前	
	血糖控制目标	围术期	多数患者	7.8~10.0 mmol/L
			病情稳定、血糖波动不大的患者	5.5~10.0 mmol/L
			危重患者	限制在 8.3 mmol/L 以内
	糖化血红蛋白	糖化血红蛋白在 6%~8%，更能确保手术的安全性		

（2）重视眼表症状

有研究数据证实，53% 的糖尿病患者存在有症状和无症状干眼，干眼在糖尿病患者中的发病率明显高于正常人，而干眼是影响白内障手术效果的重要因素之一。在术前准备时，要注重患者干眼的详细评估、检查和治疗。由于干眼可对生物测量结果造成影响，严重干眼甚至影响人工晶状体的度数计算和种类选择，甚至会造成较大的屈光误差。必要时，可先进行一段时间的干眼治疗后再预约白内障手术。对于已确诊存在干眼的患者，建议常规行角膜荧光染色检查、眼表分析，评估干眼对眼表的损伤程度。

白内障术前泪膜异常、合并糖尿病的患者，术后更容易发生角膜上皮功能障碍，可预防性使用人工泪液（不含防腐剂）、小牛血去蛋白提取物（速高捷）凝胶、0.05% 环孢素滴眼液等，促进眼表恢复。术后也可使用人工泪液缓解干眼症状，减轻异物感、尽快修复眼表上皮，提高视觉效果。对于术后重度睑板腺功能障碍的患者，还可进行睑板腺按摩等治疗。值得一提的是，糖尿病患者有可能出现角膜知觉减退，与在眼表出现病变的早期症状不符（病情和自觉症状不一致），从而延误治疗。

（3）其他并发症

糖尿病性白内障患者常合并有其他疾病，如高血压病、高脂血症等，在治疗眼部疾病的同时也应积极治疗其他疾病，进一步减少并发症的发生。由于糖尿病患者易出现感染、伤口愈合延迟等情况，术前遵医嘱规范使用抗生素类滴眼液，重视外眼和眼前节的检查，可有效预防和减少术后感染性眼内炎的发生率。

6. 糖尿病性白内障什么时候做手术比较好？

糖尿病性白内障的持续发展最终可影响视力，部分患者合并一定程度的眼底病变，白内障手术后仍可提升部分视力。对于白内障已经影响眼底病变观察和治疗的患者，即使术后视力恢复不理想，也须考虑手术摘除白内障，以便于后续眼底病变的诊疗。白内障手术存在进一步加剧糖尿病性视网膜病变的风险，应选择恰当的手术时机。

结合国际眼科学会 2017 年《糖尿病眼保健指南》，建议：①对于尚未出现糖尿病性视网膜病变或仅有轻度糖尿病性视网膜病变而须进行眼底治疗的患者，白内障手术时机及指征可参考普通患者；②对于晶状体混浊已达中度的糖尿病性白内障患者，如晶状体混浊仍能窥见眼底，而眼底病变相对较严重的患者，应优先处理眼底病变，若同时伴有糖尿病黄斑水肿，可行激光治疗、抗 VEGF 药物注射，待眼底情况稳定后再行白内障手术；③对于晶状体严重混浊，无法观察眼底且眼底检查质量较差的患者，应先行白内障手术，以便更好地对眼底病情进行评估，避免延误眼底病变的治疗。在白内障手术过程中，也可同时进行抗 VEGF 药物注射，以达到治疗眼底病变的目的。

7. 糖尿病性白内障手术方式有哪些?

目前白内障的主要治疗方式是通过手术来摘除混浊的晶状体,并根据患者的情况植入合适的人工晶状体,以恢复患者的视力。1000多年之前,我国就有白内障针拨术的记载,近200多年来,随着时代的发展和科技的进步,白内障手术已有了质的飞跃。

(1)白内障针拨术

即用器械将混浊晶状体的悬韧带离断,使晶状体整个脱入玻璃体腔。因术后并发症较多,此手术方式已被淘汰。

(2)白内障囊内摘除术(ICCE)

ICCE是一种将混浊晶状体完整摘除的手术方式。手术操作简单,但手术切口大,并发症较多,目前在我国已极少使用。

(3)白内障囊外摘除术(ECCE)

ECCE是将混浊的晶状体核和皮质摘除而保留后囊膜,该手术需在显微镜下完成,因为保留了完整的后囊膜,减少了对眼内结构的干扰和破坏,避免了玻璃体脱出及并发症的发生,同时为顺利植入后房型人工晶状体创造了条件。

(4)白内障超声乳化吸除术

白内障超声乳化吸除术是一种运用超声能量,将混浊的晶状体核和皮质乳化后吸除、保留晶状体后囊的手术方法。在表面麻醉下手术,可将手术切口缩小到3 mm甚至更小,具有手术时间短、组织损伤小、切口不用缝合、视力恢复快、角膜散光小等优点(图2-5)。

(5)飞秒激光辅助的白内障超声乳化吸除术

飞秒激光是一种以超短脉冲形式运转的红外线激光,具备精密度高、

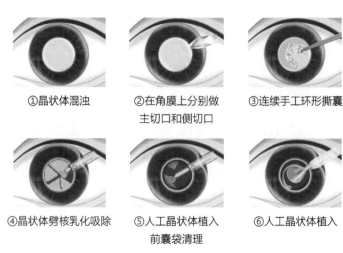

①晶状体混浊　②在角膜上分别做　③连续手工环形撕囊
　　　　　　　　主切口和侧切口

④晶状体劈核乳化吸除　⑤人工晶状体植入　⑥人工晶状体植入
　　　　　　　　　　　　前囊袋清理

图 2-5　白内障超声乳化吸除术

穿透性强、瞬时功率大、聚焦尺寸小的优势。该手术方式能在飞秒激光的辅助下，做白内障的手术切口、完成撕囊、劈核等手术步骤，对于散光控制、节约超声能量、对角膜内皮的保护有一定的积极作用。

（6）人工晶状体植入术

人工晶状体为无晶状体眼屈光矫正的最好方法，按植入眼内的位置分为前房型和后房型 2 种；按其制造材料可分为硬质和软质（可折叠）2 种；按满足不同距离视物功能可分为单焦点、多焦点、景深延长型和可调节人工晶状体，植入后可迅速恢复视力、双眼单视和立体视觉。如果做白内障手术的时候没有植入人工晶状体，术后患者的眼部状态是无晶状体眼，大概一千度左右远视状态。患者可以考虑佩戴框架眼镜、角膜接触镜、角膜塑形镜等矫正高度远视，也可以二期手术植入人工晶状体。

白内障手术发展至今日，已经从复明手术发展为屈光手术，极大地提高了手术的安全性和精准性，给白内障患者带来了更好的术后视觉质量。

8. 糖尿病性白内障手术前要完成哪些检查?

糖尿病性白内障手术前,医生需评估患者的眼睛及全身情况,以确保患者适合接受相关手术。

(1)眼部检查

包括视力(裸眼视力、矫正视力)、眼压、光感及光定位、红绿色觉、裂隙灯眼底检查,记录角膜、虹膜、瞳孔、前房、视网膜情况以及晶状体混浊情况,排除眼部活动性炎症及眼底病变(图2-6)。

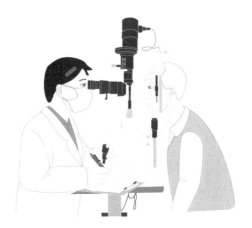

图 2-6　眼部检查

(2)特殊检查

包括角膜曲率、A超测量眼轴长度、计算人工晶状体度数、角膜地形图、角膜内皮细胞计数、眼部B超、眼科超声生物显微镜(UBM)检查等。由于糖尿病可导致多种眼底并发症,完善术前眼底相关检查也是极为重要的,如OCT检查、眼底照相、广角视网膜照相、FFA检查等。

（3）全身检查

完成常规的血液检测项目以及心电图等相关检查，规范管理血糖、血压等全身其他系统疾病。对于合并其他疾病的患者，必要时完善相关脏器的检查，以确保可耐受手术。

（4）术后视力预测

包括光定位检查、视觉电生理检查、视网膜视力检查等。

细致的眼部检查、准确的生物数据测量是保障糖尿病性白内障手术效果的重要先决条件，尤其是控制患者的血压、血糖相对稳定，对白内障手术术后获得良好的视觉效果起到关键性作用。

9. 什么是人工晶状体？

前面介绍到晶状体是无色透明的，这样才能使外界物体反射来的光线清晰地在视网膜上成像。但是由于年龄、外伤、代谢情况等各种原因，晶状体的透明度会降低，颜色会发生改变，导致视力下降。目前，没有任何一种滴眼液或口服药物被证实能治愈混浊病变的晶状体，全世界范围内唯一有效的方法就是手术。通过手术将混浊的晶状体从眼内取出来，然后置换成一个合适度数的人工晶状体，从而取代混浊晶状体的作用。人工晶状体顾名思义，是指人工制造的有一定折射力的光学零件，这个零件通常由一个椭圆形的光学部位和周边的支撑襻组成（图2-7）。

随着科技日新月异的发展，

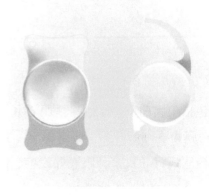

图2-7　人工晶状体

人工晶状体研发技术也在不断更新，从而使得越来越多的白内障患者获得更佳的视觉质量，满足患者看得舒服、看得清楚、看得自然的视觉需求。现在白内障手术已经进入了屈光手术时代，不仅要解决患者白内障导致的视觉障碍，还要为患者减少既往的屈光不正（近视、远视、散光）的影响，并采用不同功能的人工晶状体，根据患者的视力需求，提供不同距离上的视力，甚至达到提高远、中、近全程视力的目的。因此，精准的术前测量、耐心的沟通、细致的手术规划、娴熟的手术技巧和选择一枚合适的人工晶状体植入是目前治疗白内障的最好方法。

10. 目前常用的人工晶状体类型有哪些?

很多人对人工晶状体的了解都是止步于进口的、国产的、贵的、便宜的，在作出人工晶状体的最优选择前，我们首先来了解一下人工晶状体的分类。人工晶状体多种多样，可按其材质、功能、形状设计等分为多类（图 2-8~图 2-10）。

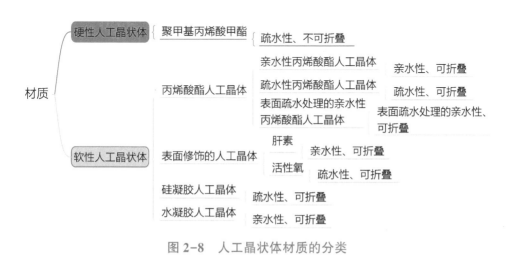

图 2-8　人工晶状体材质的分类

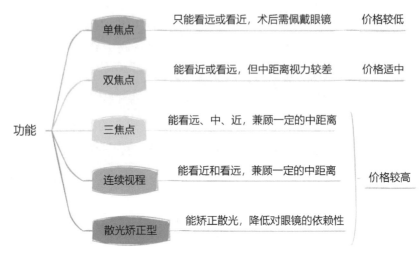

图 2-9 人工晶状体功能的分类

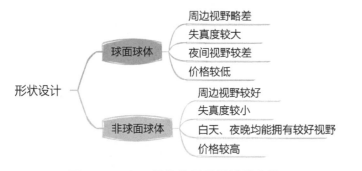

图 2-10 人工晶状体形状设计的分类

11. 糖尿病性白内障患者如何选择人工晶状体?

糖尿病性白内障患者相较于普通患者而言,由于多合并眼底病变,预后视力可能不如普通患者理想,且发生术后并发症的概率会更高。在选择人工晶状体时应优先考虑患者基本的视觉需求,建议选择单焦点人工晶状体,慎重选择特殊类型人工晶状体(特别是衍射型人工晶状体)。由于特殊类型人工晶状体(如多焦点、三焦点人工晶状体等)对患者本身眼部要求较高,对于已合并严重眼底病变、黄斑功能受损、瞳孔异常等情况的患者往往无法达到手术预期效果,应避免使用,即使手术时暂未发生眼底病变,也应综合考虑,权衡利弊后谨慎使用。

糖尿病性白内障患者在选择人工晶状体时需将其材质和形态纳入重要的考虑因素。研究结果表明,疏水性人工晶状体由于表面黏性大,其光学区与后囊膜紧密黏附,可阻止晶状体上皮细胞向后囊膜迁移,降低后发性白内障的发生率。也有研究结果显示,亲水性人工晶状体由于葡萄膜生物相容性更好,术后可减轻前房的炎性反应。光学区边缘锐利、后表面高凸和直角方边设计的人工晶状体,均具有抑制后发性白内障的作用。

后发性白内障是白内障术后影响视力恢复的重要因素,而糖尿病患者又是后发性白内障的高发人群,在选择人工晶状体时,应综合病情状况、经济条件、疾病发展等因素全方面考虑,选择恰当的人工晶状体(图2-11)。

图2-11 不同类型的人工晶状体

有些人工晶状体材质兼具疏水性和亲水性两者的优势(如疏水表面处理的亲水性丙烯酸酯),或人工晶状体表面做了肝素修饰,能有效预防后发性白内障,减轻术后炎症反应,在选择的时候可考虑采纳使用。区域折射型人工晶状体没有衍射环、某些类型人工晶状体只有中央区衍射环,对周边视网膜的观察干扰较小,对于有不同距离视功能需求的糖尿病患者,也可以考虑选择。但无论选择哪种人工晶状体,都要积极控制糖尿病性视网膜病变等并发症。

12. 人工晶状体可以长期植入在眼睛里吗?

很多做白内障手术的患者都会担心,人工晶状体植入眼内后长时间不取会不会有安全问题?如果发生意外情况或者晶状体不合适是否能再次更换?答案当然是肯定的。

人工晶状体植入术是目前世界公认的治疗白内障最安全有效的手段。人工晶状体是一种由人工材料合成的眼内透镜,具有重量轻、光学性能高、无抗原性、致炎性、致癌性和能生物降解等特性。植入眼球内部的人工晶状体属于一种特殊的医学高分子材料,这种材料的稳定性非常好,若无特殊并发症通常可以终身持续发挥作用。

当患者屈光度测量出现误差,或者发生某些意外状况,如眼外伤、人工晶状体移位或脱位时,则需要手术置换人工晶状体或再次进行矫正复位。人工晶状体取出或置换的原因主要有(图 2-12):

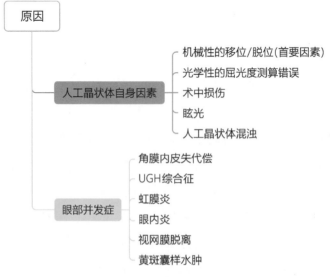

图 2-12 人工晶状体取出或置换的原因

随着大众对视觉质量要求的不断提升，有些患者即使没有发生并发症或者其他不适，但由于职业需求、自身要求较高或者其他原因仍然要求置换人工晶状体，针对这部分人群要严格评估全身情况，掌握手术指征。

13. 可以药物治疗白内障吗?

由于大众对于白内障的治疗仍存在许多误区，有些患者害怕"在眼睛上动刀"，加之听信了市面上各种宣称治疗白内障的广告，宁可吃药、打针、使用滴眼液，也不愿意动手术，殊不知药物是无法治愈白内障的。研究表明，目前仍未发现任何一种药物可以有效治愈或抑制白内障的发展。另外，大部分白内障滴眼液都含有防腐剂，长期使用，还可能会对眼表杯状细胞产生损害，造成泪液蛋白分泌的减少，导致干眼症、角膜炎等疾病的发生。当白内障治疗不及时时，还有可能延误病情，出现其他眼部并发症(如青光眼、葡萄膜炎)等，对眼睛造成进一步的损伤。

目前手术仍是治疗白内障最有效安全的办法，药物治疗一直是国内外的研究热点，也是众多患者的梦想，希望在不久的将来我们能突破瓶颈，早日实现药物治疗白内障。

14. 糖尿病性白内障患者为什么更难散瞳?

白内障手术前，护士会间隔相应的时间重复给患者滴入散瞳滴眼液，而糖尿病患者滴入散瞳滴眼液的次数更为频繁。为了更好地了解散瞳的原因，我们首先要知道什么是瞳孔?

瞳孔是光线进入眼睛的通道，而瞳孔的大小取决于瞳孔括约肌和开大肌的拮抗活动。正常情况下，瞳孔的直径为 3~4 mm，双眼相等。它可以通过放大与缩小来调节进入眼睛的光线，使进入眼内的光线始终保持在一个适宜的量，让眼睛感觉到更为舒适。

白内障手术前，良好的瞳孔扩张是手术成功的前提条件，它可以给手术医生提供更好的手术视野，以便于医生进行撕囊、超声乳化、植入人工晶状体等操作，瞳孔扩张不足会增大手术难度，而糖尿病是影响瞳孔扩张不足的重要因素之一。

糖尿病患者的瞳孔功能障碍主要是由于自主神经病变，导致瞳孔括约肌和开大肌对眼部常用散瞳药物的反应不佳，而且微循环不佳，对药物吸收较慢，从而引起瞳孔扩张不足。因此手术前应充分评估瞳孔条件，合理选择散瞳药物，增加散瞳次数，预留足够散瞳时间(图2-13)。

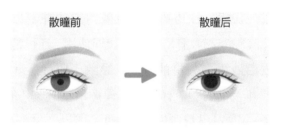

散瞳前　　　　　　散瞳后

图2-13　正常瞳孔和散瞳后瞳孔的区别

15. 白内障超声乳化联合人工晶状体植入手术时间需要多久？

1949年11月29日，Ridley医生完成了世界上第一例人工晶状体植入术，开创了人类第一个人造器官置换手术的新时代。伴随着科学技术的发展，Kelman医生研制的超声乳化器械和基本手术方法，使得超声乳化技术逐渐完善和成熟，开启了白内障手术的新纪元。目前白内障手术的主流术式是白内障超声乳化联合人工晶状体植入术，该术式以其切口小、创伤小、恢复快等优点，成为世界上公认的最先进、最安全、最有效的白内障治疗方法。

手术时医生会在角巩膜缘上做一个2~3 mm的小切口，然后从这个切口插入一个超声乳化针头,把混浊、变硬的晶状体分成小块,将其变成乳糜状的液体后,再通过负压吸引的方式吸出,这个过程就是我们常说的白内障超声乳化术或 Phaco。再用灌注抽吸头,清除干净晶状体囊袋里的皮质。皮质清除完毕后就可以植入人工晶状体了。植入前先将可折叠人工晶状体放入晶状体推注器内折叠好,再缓慢注入晶状体囊袋内,折叠的人工晶状体会自行慢慢展开,最后将人工晶状体的位置调正,植入手术就算成功了(图 2-14)。

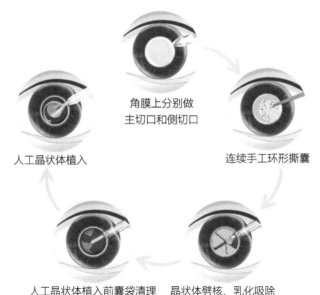

角膜上分别做
主切口和侧切口

连续手工环形撕囊

晶状体劈核、乳化吸除

人工晶状体植入前囊袋清理

人工晶状体植入

图 2-14　白内障超声乳化联合人工晶状体植入手术流程

　　一台普通的白内障手术,从患者进入手术室做术前准备,到完成手术离开,需要 20~30 分钟。当然,手术时间也和白内障的严重程度、有无其他眼病、全身情况等有关,手术难度越大,时间也会相应延长。

　　如今,更加符合视觉要求的高端人工晶状体以及飞秒激光在手术中的辅助作用,白内障治疗已经从以前的"看得见"到"看得清""看得广""看得舒适"迈进,相信在未来白内障手术会更加精准、安全。

16. 糖尿病性白内障手术后可能发生哪些并发症?

虽然白内障手术日趋成熟,已成功帮助无数白内障患者重见光明,但不管什么样的手术方式,都有可能对眼球造成损害。由于糖尿病患者的白内障发展更快,更容易合并眼底病变,其术后并发症的发生率也更高于普通患者。

目前糖尿病性白内障手术后最常见的并发症有以下几种(表2-3)。

表 2-3　糖尿病性白内障手术后常见并发症

常见并发症	主要表现及原因
后发性白内障	最常见的并发症,可在手术后数周、数月甚至数年发生
黄斑囊样水肿	这是白内障术后视力不佳的常见原因。它不是一种独立的疾病,而是多种眼底疾病在黄斑区的临床表现
糖尿病性视网膜病变和糖尿病黄斑水肿加重	白内障手术可能是促进糖尿病性视网膜病变和糖尿病黄斑水肿发展的危险因素
干眼	糖尿病患者伴有角膜神经病变、角膜知觉减退可导致瞬目减少,手术时少量角膜神经丛被切断,患者会表现为严重的干眼体征,但早期无明显自觉症状。严重时会出现眼痛、眼部灼热、异物感、黏腻感、畏光、流泪、视力波动甚至视力下降
眼前节非感染性炎性反应	糖尿病患者术后早期的炎性反应相较于普通患者更强烈
囊袋皱缩综合征	临床发病率较低,但由于常导致眩光、视力障碍和屈光改变等,会影响术后屈光状态和后续对眼底病变的评估和治疗
眼内炎	糖尿病患者白内障眼内炎的发生率是普通患者的3倍,主要是手术期间眼附属器和环境中的微生物菌群、细菌或真菌侵入眼球所致

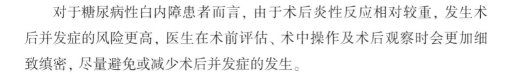

对于糖尿病性白内障患者而言，由于术后炎性反应相对较重，发生术后并发症的风险更高，医生在术前评估、术中操作及术后观察时会更加细致缜密，尽量避免或减少术后并发症的发生。

17. 人工晶状体植入术后有哪些注意事项?

糖尿病患者在进行白内障手术后可能会加速其眼底病变的发展，因此，相较于普通患者而言，该类患者术后病情观察及随访更为重要，切不能因为术后早期视力提高而麻痹大意。

（1）术后观察

术后注意视力、眼压情况，有无眼痛、头痛等症状。高血压病、糖尿病患者注意监测血糖、血压，以便及早发现术后出现的并发症。

（2）术眼护理

①观察术眼伤口有无渗血、渗液；不得自行打开或拆除敷料。②术后第一天医生将纱布拆除后即可正常视物。③注意保护术眼，注意用眼卫生；多休息，不宜过度劳累；避免剧烈运动、负重、突然低头和甩头的动作等，以免影响切口愈合或引起人工晶状体移位。

（3）生活护理

①进食富含粗纤维、维生素、蛋白质的饮食，避免辛辣、刺激性食物，忌烟酒。②术后1个月内洗脸、洗澡时避免污水入眼；术后3个月内避免揉擦、碰撞术眼。③术后1个月内睡觉时尽量选择平躺或者朝健侧眼卧位。

（4）用药护理

了解药物的用法、用药时间及注意事项，遵医嘱正确使用眼药（图2-15）。

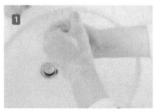

用药前一定要洗净双手

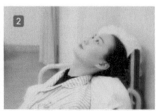

仰卧位或坐姿头向上，
睁开眼睛，并向上看

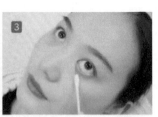

用手指或棉签轻轻拉下眼睑，
形成凹陷窝

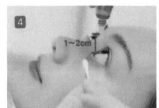

眼药瓶口与睫毛的距离保持
1~2 cm，避免药液污染，将
药滴在下眼睑的凹陷窝内

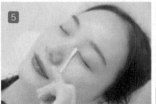

用药后轻轻闭上眼睛，用棉签
或者手指压迫泪囊区3~5分钟

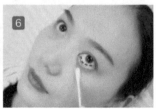

涂眼药膏时，将药膏涂在下眼睑
的凹陷窝处(红色虚线处)

图 2-15　正确使用滴眼液/眼药膏的方法

（5）定期复查

术后 1 周、2 周、1 个月、2 个月和 3 个月按时复查，此期间若有任何眼部不适，应及时就诊。

18. 做白内障手术还能矫正老花眼？

老花眼又称为老视，是一种生理性调节现象。随着年龄增长，眼球晶状体逐渐硬化、增厚，而且眼部肌肉的调节能力也逐渐减退，导致变焦能力降低，无法看清近距离的物体。

老花眼的症状主要有以下几种：①视近困难，且所需的阅读距离随着年龄的增加而增加。②阅读需要更强的照明度。③视近不能持久，过度调节会引起过度的集合，故长时间阅读易串行，字迹成双，最后无法阅读。某些患者甚至会出现眼胀、流泪、头痛等视疲劳症状。目前针对老花眼患者的处理办法主要有：佩戴老花镜、双光镜、渐进片、渐近式隐形眼镜和进行微创白内障手术植入特殊人工晶状体(如双焦、三焦、连续视程人工晶状体)。

　　随着全世界白内障的发病率逐年上升及老花眼患者的逐渐年轻化，许多老花眼合并白内障的患者对术后视力及生活质量要求更高，单焦点人工晶状体的植入已不能满足其视觉需求。为满足患者更高的视觉需求以及对术后更高生活质量的追求，近年来，人工晶状体的性能和材料也在不断地改良和发展，与之前单焦点人工晶状体只能实现固定距离的视力相比，三焦点人工晶状体极大程度地提高了患者术后裸眼远、中、近视力的精准性、清晰性，减少光干扰现象，为老花眼患者提供全程视力的"保驾护航"(图2-16)。

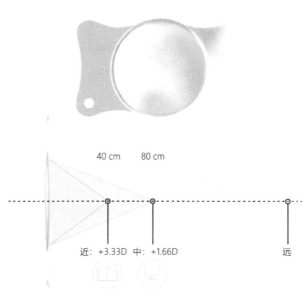

图 2-16　三焦点人工晶状体

　　三焦点人工晶状体常见的术后视觉不良症状有：对比敏感度降低、眩光、光晕等。因此，手术前应与医生充分沟通，根据个人情况征询眼科医生的意见权衡利弊再做决定，并做好 1~3 个月视觉适应期的思想准备。

19. 糖尿病性白内障手术后还会复发吗？

从严格意义上来讲，白内障手术后是不会复发的，但有一部分患者会出现视力再次下降或视物模糊的情况。这是因为白内障手术后残留的晶状体上皮细胞的增殖、迁移、纤维化，像一层毛玻璃一样覆盖在眼睛表面，再次影响患者的视力，这就是我们所说的后发性白内障。

后发性白内障是白内障超声乳化联合人工晶状体植入术后最常见的并发症，也是导致患者术后视力再次下降的最主要原因。在成年患者当中，发生后发性白内障的概率是 30%~50%，婴幼儿由于自身修复和增生的能力较强，发生后发性白内障的概率是 100%。为了更好地降低儿童白内障的复发概率，后囊膜注入黏弹剂后进行连续环形撕囊联合前段玻璃体切割术被广泛应用于临床，有报道称其可将后发性白内障的发生率降低到 6%。

糖尿病性白内障手术术后虽然有发生后发性白内障的可能，但它的治疗并不复杂。成人和能配合的儿童可以在门诊进行激光治疗，短短几分钟就能解决问题。极罕见的情况下，严重的后发性白内障则需要手术切除。无法配合的儿童则可在镇静后进行激光治疗或者在全身麻醉下进行手术。

20. 糖尿病性白内障手术后还需要定期复查吗？

在白内障手术后，医生会根据患者手术切口的愈合状况、炎性反应表现、晶状体稳定情况等方面告知下次复查的时间。一般来说，白内障手术的恢复期通常需要 1~3 个月。因此，建议白内障手术后患者于出院后 1 周、2 周、1 个月、2 个月和 3 个月遵医嘱前往门诊复查，方便医生观察病情并根据具体情况指导或调整药物的使用。

　　由于糖尿病患者出现感染、伤口愈合延迟、术后炎症反应等概率高于普通患者，且白内障手术可能会加速其眼底病变的发展，除遵循白内障手术后常规随访方案外，建议患者术后半年内至少每个月复查一次，并根据每次复查的情况对随访频率进行调整。如突然出现视物模糊、视力下降、眼痛等特殊情况时应立即就诊。

　　白内障手术虽已成为世界上公认的最安全有效的治疗方法，但不管什么样的手术都会有一定的创伤，而糖尿病患者血糖控制效果不佳则是增加白内障手术后并发症发生概率的主要因素，因此，在治疗过程中，建议患者全程规范化、个性化进行血糖管理，并定期进行眼科随诊。

第三章

糖尿病性视网膜病变

1. 什么是糖尿病性视网膜病变?

糖尿病性视网膜病变(DR)常被简称为糖网,是糖尿病的视网膜并发症,是因长期高血糖导致的视网膜微血管损害,是一种慢性进行性的致盲性眼病,糖网的类型主要分为非增生型 DR(NPDR)和增生型 DR(PDR)。接下来我们一起了解一下糖网的分期,NPDR 分为三期:Ⅰ 期(轻度非增生期)、Ⅱ 期(中度非增生期)、Ⅲ 期(重度非增生期);PDR 分为三期:Ⅳ 期(增生早期)、Ⅴ 期(纤维增生期)、Ⅵ 期(增生晚期),各期的特征详见表 3-1。

表 3-1 糖尿病性视网膜病变分期

疾病	分期	眼底病变
NPDR	Ⅰ 期(轻度非增生期)	仅有毛细血管瘤样膨出改变
	Ⅱ 期(中度非增生期)	介于轻度到重度之间的视网膜病变,可合并视网膜出血、硬性渗出和(或)棉绒斑
	Ⅲ 期(重度非增生期)	每一象限视网膜内出血≥20 个出血点,或者至少 2 个象限已有明确的静脉"串珠样"改变,或者至少 1 个象限 IRMA

续表3-1

疾病	分期	眼底病变
PDR	Ⅳ期(增生早期)	出现 NVE 或 NVD
	Ⅴ期(纤维增生期)	出现纤维膜,可伴视网膜前出血或玻璃体积血
	Ⅵ期(增生晚期)	出现牵拉性视网膜脱离,合并纤维血管膜

注:IRMA 视网膜内微血管异常;NVE 视网膜新生血管;NVD 视盘新生血管。

糖网是导致工作年龄人群致盲的主要原因。其患病率因国家、地区、种族而异,发展中国家较发达国家患病率高。全球范围内,糖尿病患者中糖网患病率为 34.6%,大约每 3 名糖尿病患者中就有 1 名糖网患者。在我国,糖尿病患者中糖网的患病率为 22.4%,华北和东北地区患病率较高,农村患病率高于城市,糖网患病率在 50~59 岁年龄段的糖尿病患者中最高。作为糖尿病的主要微血管并发症,糖网所导致的盲和低视力已成为重大公共卫生问题,严重威胁着糖尿病患者的生存质量,同时给社会带来沉重经济负担。

2. 糖尿病性视网膜病变有什么症状?

糖网早期由于未累及视物最敏锐的部位——黄斑区,患者视力常不受影响,通常无明显症状,一般是通过体检才发现的。由于没有明显症状,糖尿病患者往往会忽视疾病的危害。如果血糖控制不佳,没有及时给予相应的检查和治疗,随着病情的发展,患者会感觉眼睛像蒙了一层雾,什么都看不清,看东西会觉得扭曲变形,眼前会有小黑点漂浮或者有黑影遮挡等症状(图 3-1)。由此可见,视力下降、视物模糊、视物变形、眼前漂浮物增多、看东西有黑影遮挡都是糖网的症状,如果出现了上述的症状,请务必及时就医,散瞳后进行相关眼底检查,排除是否患有糖网。

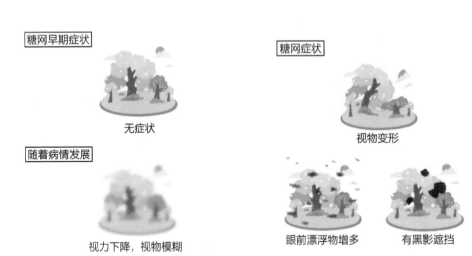

图 3-1　糖尿病性视网膜病变的临床症状

3. 糖尿病性视网膜病变为什么会容易导致视力下降甚至致盲?

　　糖网导致视力下降甚至致盲主要与长期高血糖状态和视网膜血管受损有关。视网膜由视网膜毛细血管网提供营养,糖尿病患者长期处于高血糖状态,持续的高血糖会使血液变黏稠,引起视网膜微血管发生病变,毛细血管周围细胞坏死,血液流通不畅,甚至堵塞血管,导致视网膜区域缺血缺氧,相应的视野会出现缺失,人们看东西会出现黑影漂浮。高血糖会使血液流通不畅,血管内屏障功能受损,血管壁通透性增加,导致液体从血管渗透到组织,视网膜发生水肿,人们会出现视力下降。在持续高血糖的状态下,血管脆性增加,血压升高,毛细血管容易破裂出血,血液会流到玻璃体腔,导致作为重要屈光介质的透明玻璃体发生混浊,使人们看东西的时候会出现黑影遮挡(图 3-2)。

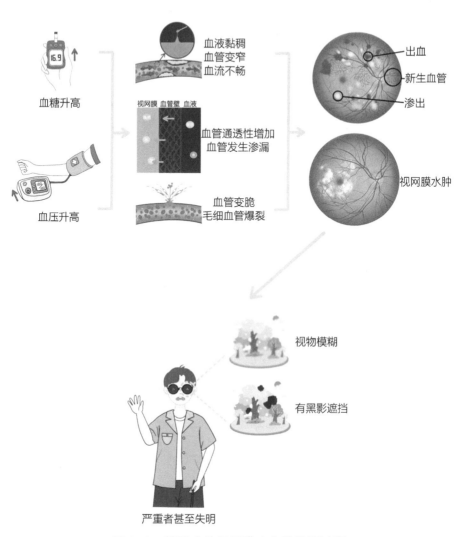

图 3-2 糖尿病性视网膜病变的发展过程

　　毛细血管网在高血糖的影响下出现堵塞和破裂，视网膜开始缺血缺氧，为了保证血液供应，新生血管开始大量生长，新生血管和正常血管可不一样，非常脆弱，容易发生渗漏和破裂，甚至还会突破视网膜，伸向玻璃体，当大量玻璃体积血机化时，可对视网膜造成牵拉，导致视网膜脱离的发生，视网膜若出现大面积的脱离，会导致人们失明。

4.哪些因素会导致糖尿病性视网膜病变的发生?

糖网的主要危险因素包括糖尿病病程长、高血糖或血糖控制不佳、高血压、高血脂、糖尿病肾病、妊娠、肥胖、遗传因素等(图3-3)。

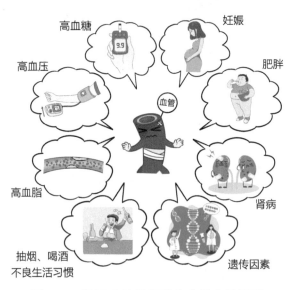

图3-3　糖尿病性视网膜病变的危险因素

(1)糖尿病病程长

糖尿病病程是糖网最重要的危险因素。糖尿病患病时间越长,发生糖网的风险越高。当糖尿病病程足够长,几乎所有的糖尿病患者都可能发生一定程度的视网膜病变。

(2)高血糖或血糖控制不佳

长期高血糖是影响糖网发生和进展的关键因素,也是可干预、可改变的危险因素。糖尿病患者的血糖水平、糖化血红蛋白(HbA1c)浓度与包括糖网在内的糖尿病并发症的发生有直接关系，研究表明，血糖控制不佳可使糖网发生的风险增加 4 倍，糖化血红蛋白升高也可导致糖尿病黄斑水肿患病风险的增加。因此，如果糖尿病患者不能有效地控制血糖水平，将增加视网膜病变的风险。

（2）高血压

高血压导致的血管变化与糖尿病导致的血管异常相互影响，使视网膜病变的发生和进展更加严重。强化血压控制可以显著降低糖网发生和进展的风险。

（3）高血脂

高血脂也可能增加糖网的风险。脂肪在血管内堆积可以加重视网膜血管的损害。合理控制血脂水平，特别是降低甘油三酯、总胆固醇水平，可以减缓糖网的发生发展，降脂药物的应用对减缓糖网进展具有积极作用。

（4）糖尿病肾病

糖尿病肾病是糖尿病并发症的一种，也是糖网的风险因素。这两种并发症经常同时出现，互为风险因素。

（5）其他

糖网的发生和发展与吸烟、过度饮酒、缺乏锻炼和不良饮食习惯，妊娠、肥胖、遗传因素等多种风险因素有关。因此，糖尿病患者应该积极管理上述风险因素，以减少糖尿病性视网膜病变的风险。

5. 糖尿病性视网膜病变和糖尿病病程有什么关系？

糖尿病病程是糖网最重要的危险因素，随着糖尿病患者病程的延长，糖网的患病率逐年增加，致盲率也逐年升高。有研究显示，病程 0~5 年的 2 型糖尿病患者糖网患病率为 6.6%；病程 10~15 年者糖网患病率上升到

24.0%；病程 20~25 年者糖网患病率进一步攀升至 52.7%；病程超过 30 年者糖网患病率达到 63.0%。1 型糖尿病患者病程 1 年的糖网发生率为 19.4%，病程达 5 年时糖网患病率可达 67.1%，病程达 25 年的 1 型糖尿病患者糖网患病率可达 97%（图 3-4）。

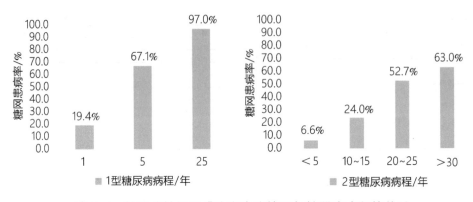

图 3-4　糖尿病性视网膜病变发病情况与糖尿病病程的关系

糖网是一种慢性进行性疾病，可能在糖尿病初期就已经开始发生，但在早期阶段可能不会有明显的症状。随着糖尿病的病程延长，长期的高血糖状态会逐渐损伤视网膜的微小血管，从而影响到视网膜的正常功能。因此，无论是 1 型还是 2 型糖尿病患者，都需要定期进行眼底检查，以便尽早发现并治疗视网膜病变。

6. 糖尿病性视网膜病变患者应多久进行一次眼底检查?

糖尿病患者视网膜病变筛查频率根据糖网的严重程度而定，应选择合适的筛查频率，进行规范化的慢性病管理。一般而言，无糖网者至少每 1~2 年复查一次。有糖网者则应增加检查频率：轻度 NPDR 患者每 6~12 个月复查一次；中度 NPDR 患者每 3~6 个月复查一次；重度 NPDR 患者随访频率应<3个月；PDR患者随访频率可考虑1个月一次。合并有黄斑水肿的患者随访频率应增加：累及黄斑中心凹的黄斑水肿（CI-DME，即非中心性黄斑水肿）患者每月随访一次；未累及黄斑中心凹的黄斑水肿（NCI-DME，即中心性黄斑水肿）患者每3个月随访1次。筛查可在一般的医院或者社区医院进行，一旦视力≤0.7或者患者出现突发的视力下降以及视物模糊应及时到有眼底病医疗资源的医院就诊（图3-5）。

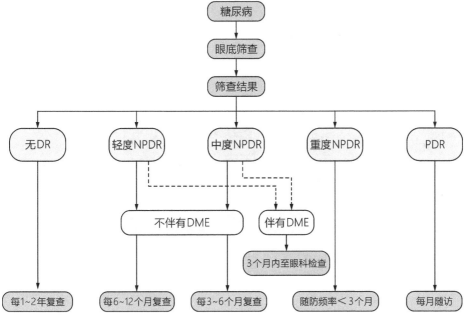

注：DR糖尿病性视网膜病变；NPDR非增生型糖尿病性视网膜病变；

PDR增生型糖尿病性视网膜病变；DME糖尿病黄斑水肿。

图3-5　糖尿病性视网膜病变患者眼底筛查频率

7. 糖尿病性视网膜病变和遗传有关系吗？

在正常情况下，糖网是不具有遗传性的，但是糖尿病是一种多因素或多基因遗传相关的疾病，具有一定的遗传概率。如果您的家庭中有糖尿病患者，那么您患糖尿病的风险会相对增加。糖网是一个慢性进展的过程。在糖尿病初期，可能不会有明显的视网膜病变症状，但是随着病程的延长，糖网的程度会加重，严重时可导致患者出现继发性青光眼、牵拉性视网膜脱离等并发症，这些并发症不仅会导致视力下降，还可能引起眼部胀痛和头痛，甚至可能导致完全失明，严重影响生活质量。因此，直系家属中有糖尿病的患者，更应该关注自己的身体状况，发现血糖异常时，应积极控制血糖，定期进行眼底检查，做到早发现，早治疗（图3-6）。

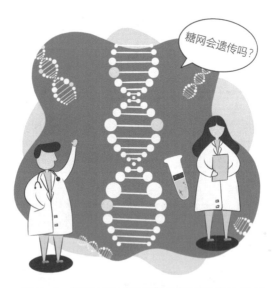

图 3-6　糖尿病性视网膜病变和遗传的关系

8. 糖尿病性视网膜病变和吸烟有什么关系？

吸烟作为糖网的危险因素之一，会对糖尿病患者产生不利影响，主要原因有以下几个方面（图3-7）：

首先，烟碱是香烟的主要成分之一，会刺激肾上腺素分泌，而肾上腺素是一种兴奋交感神经并导致血糖升高的激素，可造成心动过速、血压升高、血糖波动，对患者十分不利。

其次，糖尿病患者吸烟容易发生血栓事件。糖尿病患者有吸烟和血糖高的情况，都会对血管内皮细胞形成刺激，使得内皮加速损伤，最后导致形成血栓，血栓能够阻断血液流动，可能导致严重的并发症，如心肌梗死和脑卒中。

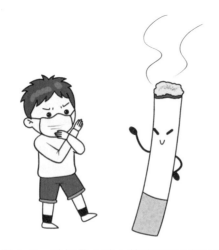

图 3-7　香烟是心脑血管疾病的"帮凶"

再次，糖尿病患者吸烟容易造成大血管病变和微血管病变。一方面，容易发生动脉粥样硬化的情况，从而造成脑梗死、冠心病、颈动脉斑块、外周动脉粥样硬化等损伤；另一方面，糖尿病患者吸烟容易造成微血管病变，主要表现为糖尿病肾病、周围神经病变和视网膜病变。对于还在吸烟的糖尿病患者来说，应该引起高度重视，因为吸烟不仅会加重糖尿病病情，还会增加多种血管性疾病的发生风险，包括糖网。因此，对于糖尿病患者来说，戒烟不仅是健康生活方式的选择，更是疾病管理的重要组成部分。

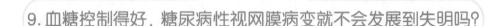

9.血糖控制得好，糖尿病性视网膜病变就不会发展到失明吗?

血糖控制得好，糖网的进展相对会慢一些。相较于强化血糖控制，我们更推荐科学血糖控制。科学合理的血糖控制，对视网膜病变有益，能够减缓增生期病变发展进程，特别是早期血糖控制，对于糖网预后至关重要。几次血糖检测正常，并不能代表是真正控制好血糖了。糖网是微血管的病变，是一个缓慢渐进性发展的过程，和高血糖、病程、高血压、高血脂等许多因素有关。即使血糖控制尚好，糖网仍有发展的可能，需要做好定期的眼底检查，早期针对病情进行激光和眼内注药等相关治疗，避免发展到视网膜脱离、玻璃体积血或者视网膜新生血管等严重并发症而导致失明。积极的血糖管理和定期的眼底检查，可以显著降低糖网导致失明的风险。

10. 糖尿病患者已经看不见了，还有必要进行检查吗?

对于糖尿病患者，即使已经出现视力严重下降或视力丧失，仍然需要定期进行眼科检查。当糖网进入增殖期或者黄斑水肿的严重阶段，可以因为牵拉性视网膜脱离、玻璃体积血或者视网膜新生血管等病变，导致视力损伤，严重时可致盲。在目前的治疗方案上，无论是玻璃体腔药物治疗、激光治疗、手术治疗还是各种联合治疗方案，都可以不同程度地挽回部分视功能，定期的眼科检查也有助于预防和管理其他可能出现的并发症，如青光眼、白内障等。因此，糖尿病患者即使"看不见"了，也需要及时全面地进行眼科检查，以便及时发现可能出现的问题，并有针对性地进行治疗。

11. 如何早期发现和诊断是否患有糖尿病性视网膜病变?

糖网是威胁糖尿病患者视功能的一大重要因素,但很多糖尿病患者早期并无明显的眼部症状,因此,应完善以下检查早期发现和诊断是否患有糖网(表3-2)

表 3-2 糖尿病性视网膜病变主要检查项目

项目	内容
眼底检查	可以通过眼底检查发现一些微小的病变,如出血、渗出或新生血管等
荧光素血管造影 (FFA)	通过 FFA 可以清楚地看到眼底的血流情况,发现糖尿病性视网膜病变早期的迹象
光学相干断层扫描 (OCT)	OCT 是一种非侵入性的眼底扫描技术,可以获得视网膜的详细图像。它有助于医生观察视网膜的微小变化,检测出早期的糖尿病性视网膜病变
无创眼底血管成像技术 (OCTA)	OCTA 可详细显示出视网膜血管的空间分布特征,甚至发现临床前期的视网膜血管异常
广角视网膜成像技术	有助于进行疾病随访、观察病情进展和评估治疗效果

12. 糖尿病性视网膜病变要如何治疗?

糖网是严重的眼部并发症,但可防可治。治疗主要根据糖网分级不同、是否累及黄斑中心凹等,采用不同的治疗方式(图 3-8)和联合治疗,包括以下几种治疗方式。

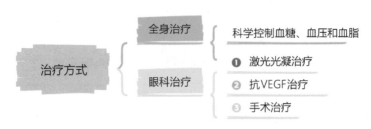

注：VEGF 为血管内皮生长因子。

图 3-8　糖尿病性视网膜病变的治疗方式

　　全身治疗贯穿糖网患者治疗的全过程，是眼部疾病治疗的基础，糖尿病患者应在内科密切随访，合理控制血糖、血压和血脂，定期进行眼科专科检查，根据病情及时采取有针对性的治疗措施。

13. 糖尿病性视网膜病变患者需要做手术吗?

　　目前针对糖网的干预手段主要包括药物治疗、激光治疗及手术治疗（图 3-9），是否需要手术，应根据病情发展具体分析。

　　糖网在早期时仅有小的出血及渗出，药物、眼底激光治疗即可控制住病情的发展，通常不需要进行手术治疗。只需要控制好血糖、定期进行眼底检查，根据眼科医生的诊断进行相应的治疗。当发展到增生型糖尿病性视网膜病变，出现新生血管或视盘新生血管后，可引起视网膜出血、机化膜、黄斑前膜形成，甚至导致视网膜灰白机化条或牵拉性视网膜脱离等一系列严重的眼部并发症，视力严重下降甚至失明。出现这种情况后，视网膜激光治疗已无法进行，注射药物也不能控制疾病进展，这时最佳治疗方案为手术治疗。通过玻璃体切割术清除混浊的玻璃体积血、解除玻璃体视网膜粘连与牵拉以及封闭牵拉引起的裂孔，同时手术中进行充分的全视网膜激光光凝来缓解视网膜缺血，最终达到保护或恢复患者视功能和预防新生血管性青光眼发生的目的。

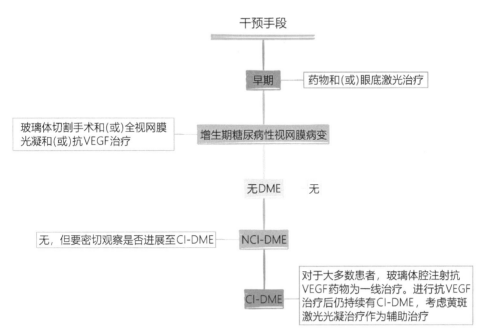

注：DME 糖尿病黄斑水肿；CI-DME 中心性黄斑水肿；NCI-DME 非中心性黄斑水肿；VEGF 血管内皮生长因子。

图 3-9 糖尿病性视网膜病变干预手段

除了优化血糖、血脂和血压控制，患者还应知晓定期随访的重要性，不管是否存在视觉症状。虽然糖网可以进行手术治疗，阻止或缓解其症状的进展，但是早期发现和及时治疗可以延缓糖网的发展，定期检查、积极预防才是防止病情恶化的关键。

14. 糖尿病性视网膜病变的手术方式有哪些?

糖网的手术方式应根据疾病阶段以及是否合并黄斑水肿进行治疗决策，可以单个手术或联合手术治疗，选择哪种手术方式，需要眼底病专科医生判断，具体有以下几种方式。

（1）全视网膜激光光凝术

目的是缓解视网膜缺血，保护或恢复视功能。

（2）玻璃体腔药物注射术

目的是抑制新生血管形成，减轻黄斑水肿，联合玻璃体切割手术治疗时可提高手术效率并减少并发症的发生（图3-10）。

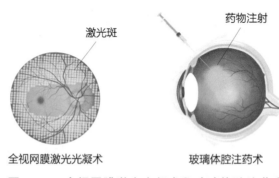

图 3-10　全视网膜激光光凝术和玻璃体腔注药术

（3）玻璃体切割术

玻璃体切割术是增生型糖网的首选手术方式，目的是清除玻璃体积血，解除玻璃体视网膜粘连及牵拉引起的裂孔，平复视网膜，挽救患者残余的视功能，有效地控制增生型糖网的发展、保护或提高视力、预防新生血管性青光眼的发生（图3-11）。

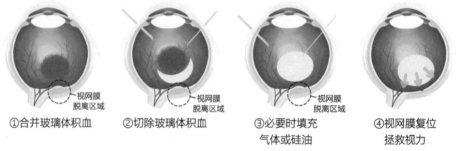

图 3-11　玻璃体切割术

（4）惰性气体或硅油填充手术

惰性气体和硅油都比水"轻"，意味着将它们注入玻璃体腔会浮在玻璃体液的上方，目的是利用惰性气体或硅油向上的浮力顶压脱离的视网膜，帮助视网膜复位。

（5）白内障手术

对于晶状体严重混浊无法观察眼底的患者，需进行白内障手术后再行眼底治疗。

15. 糖尿病性视网膜病变手术前要完成哪些检查？

糖网手术前需要完成全身检查和眼科专科检查。

（1）全身检查

①血糖、体温、血压、脉搏；②血常规、凝血功能、糖化血红蛋白、肝肾功能、电解质常规、血脂、术前四项；③尿常规、大便常规、心电图、X线胸片。

（2）眼科专科检查

糖网术前眼科专科检查见表3-3。

表3-3 糖网术前眼科专科检查

项目	内容
视力检查	包括裸眼视力和最佳矫正视力
非接触眼压计测量	可早期发现原发性或继发性青光眼，尽早干预，避免高眼压引起视功能损害
裂隙灯及眼底检查	检查眼表是否感染和视网膜的病变程度
眼部B超	借助眼部B超评估玻璃体视网膜情况

续表3-3

项目	内容
眼科超声生物显微镜（UBM）	筛查轻度睫状体脉络膜脱离，发现房角异常和睫状体占位病变等情况
A超和IOL Master	对于同时可能联合白内障手术的患者，计算人工晶状体度数
光学相干断层扫描（OCT）	评估眼底及黄斑病变情况，有利于疾病的判断和预后评估
眼底血管造影（FFA）	反映视网膜血管的微细结构和变化，对糖网的诊断、治疗、预后提供很大的帮助
角膜内皮镜	查看内皮形态、数量判断角膜内皮功能
扫描激光检眼镜（SLO）	比眼底照相的成像范围更广，免散瞳，能清晰观察记录极周边的眼底情况，有利于眼科疾病的早期诊断
泪道冲洗	检查泪道是否通畅，有无感染
光学相干断层扫描血管成像（OCTA）	可详细显示出视网膜血管的空间分布特征，甚至发现临床前期的视网膜血管异常

总之，这些手术前的检查是为了更好地评估患者的眼部病变程度，为手术方案的制定和判断手术预后提供重大的参考价值。

16. 糖尿病性视网膜病变做了手术后还会复发吗？

有些糖网患者虽然手术很成功，但术后仍会有新生血管的形成，导致玻璃体再次出血。调查发现，增生型糖尿病性视网膜病变玻璃体切割手术后，复发玻璃体积血的发生率为29%~75%，因此，糖网患者手术后是有可能复发的。哪些情况更容易术后复发呢？

（1）早期血糖控制不佳

糖尿病早期血糖控制在理想范围内可以延缓糖网的进展。

（2）术后血糖、血压、血脂控制不理想

患者术后仍然需要继续内科专科随访，减少并发症的发生和进展，虽然控制好血糖、血压、血脂对糖网的复发是有预防效果的，但是也不能绝对预防。

（3）未注意用眼卫生、科学用眼

良好的用眼习惯会极大地保护我们的视力，延缓眼部病变。

（4）术后未遵医嘱定期复查

手术虽然能暂时控制或延缓视网膜病变的进展，仍需遵医嘱定期复查，发现变化及时处理(图 3-12)。

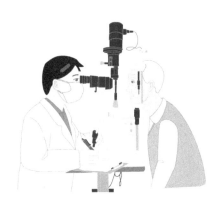

图 3-12　眼部检查

糖网患者手术后必须控制好血糖、血压和血脂，谨遵医嘱，规范体位，定期复查，发现病变尽早治疗，才能减少术后复发风险。

17. 什么是面向下体位?

玻璃体切割手术中眼内填充了硅油或者气体,硅油和气体比重都比水轻,而视网膜位于眼部后方,利用硅油或气体向上的浮力顶压视网膜,使视网膜更好地贴附复位。面向下体位是指坐、立、卧时面部与地面平行的体位。

(1)面向下体位(卧位时)

将枕头置于胸腹部,面部平行于床,双手置于额头下方或头部两侧均可,头枕垫于额头下方,以鼻部能够正常呼吸为宜(图 3-13)。

(2)面向下体位(坐位时)

准备一张桌子,桌面放软枕,将额头置于软枕上,面朝下平行于地面(图 3-14)。

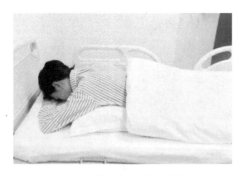 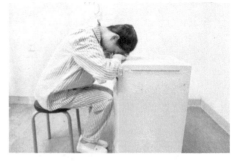

图 3-13　面向下体位(卧位时)　　　图 3-14　面向下体位(坐位时)

(3)面向下体位(站立位)

在保证安全的前提下,下颌贴近胸口,面朝下,持续保持面部与地面平行。如果需要走动,可采取站立位面向下体位,注意走动时尽量有人搀扶,以免撞伤或跌倒(图 3-15)

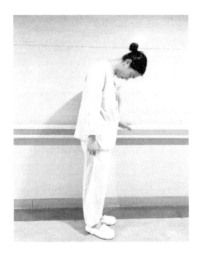

图 3-15　面向下体位 (站立位)

坚持面向下体位期间尽量避免仰卧位，因为仰卧时气体或者硅油会上浮，导致气体或者硅油易进入前房，阻碍房水循环，导致眼压升高，引起眼痛。长期面向下体位后，起床走动时需缓慢行动，以免因直立性低血压发生晕倒。

18. 为什么有些糖尿病性视网膜病变患者术后要保持面向下体位?

很多患者不能理解为什么糖网手术后还要"趴"着休息，如果未按要求采取面向下卧位，还会影响恢复效果。这是因为增生型糖网可形成牵拉引起视网膜脱离或裂孔，在手术对视网膜复位的过程中，医生会切除玻璃体，然后在玻璃体腔内填充硅油或者惰性气体，利用惰性气体或硅油的表面张力作用顶压视网膜，帮助视网膜复位 (图 3-16)。惰性气体和硅油比重都比水小，因此采取面向下体位是使视网膜脱离位置处于最高位，以达到惰性气体或者硅油向上顶压视网膜的作用。如果视网膜脱离位于后极部，即患者直立位的后方，那么手术后需要保持面向下体位，才能使视网膜脱离或裂孔处于最高位，使惰性气体或硅油充分顶压视网膜，帮助视网膜慢慢复位。面向下体位可避免硅油漂浮至前房堵塞前房角，对于未切除晶状体的患者，减少硅油对晶状体的影响，延缓白内障的发生。

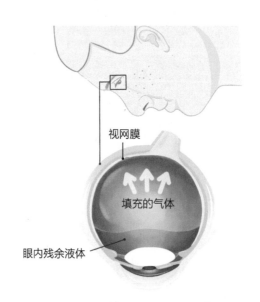

视网膜

填充的气体

眼内残余液体

图 3-16　眼内填充物顶压视网膜裂孔

因此，糖网手术中填充了硅油或惰性气体，并且视网膜脱离或者裂孔部位在直立位后方的患者术后要保持面向下体位。

19. 糖尿病性视网膜病变患者术后面向下体位要保持多久?

术后面向下体位保持时间与填充物种类以及术后视网膜复位情况有关，为达到术后恢复最佳效果，保持体位的有效时间应不低于 16 小时/天，尽量保持 16~20 小时，以不压迫手术眼为宜。

如果填充物是消毒空气，术后玻璃体腔空气完全吸收的时间多在 7~10 天，而对于裂孔的有效顶压会持续 3~5 天，因此，我们进行玻璃体腔空气填充术后需保持面向下体位 3~5 天；如果填充物是惰性气体，根据气体种类、浓度和吸收情况来决定，一般需要保持面向下体位 1~2 周；如果填充物是硅油，是不会自行吸收的，若视网膜恢复良好，需要保持 1~3 周的面向下体位，如果视网膜复位欠佳，需要在眼科医生的指导下进行调整。

术后早期，因为眼内注入了气体，视力恢复较慢，患者不必过度紧张，随着气体的逐渐吸收，视物范围会逐渐扩大，移动的黑影会逐渐消失。经常会有患者填充硅油后自觉眼前有光圈，硅油取出后移动的黑影或光圈会消失。如果患者有心脏疾病或者其他基础疾病无法耐受长时间的面向下体位，可以咨询医生更换其他体位。

20. 如何长时间有效保持面向下体位？

在玻璃体切割术中填充硅油和(或)气体后，患者需要长期保持面向下体位，如何才能规范有效地执行呢？

（1）借助辅助工具

借助如趴趴枕、气垫枕、U 型枕等辅助工具，缓解俯卧位带来的不适感（图 3-17）。

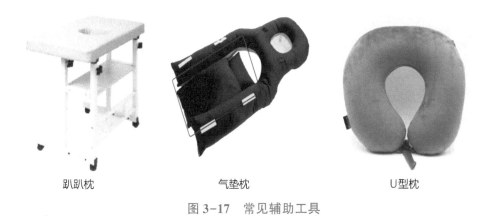

趴趴枕　　　　　气垫枕　　　　　U型枕

图 3-17　常见辅助工具

（2）更换姿势

为避免长时间采取同一个体位可能会引起的局部疼痛感和压疮的发生，可根据个人习惯或舒适度要求不定时更换姿势。在变换体位的同时，可以对受压严重的部位进行按摩，缓解不适，在不影响体位规范的情况下，可以活动四肢，减轻肢体酸痛。

（3）心理疗法

在采取面向下体位的时候听听轻音乐、相声小品或其他感兴趣的节目等转移注意力，减轻不适感。

（4）家庭护理

长期保持面向下体位的患者因活动减少，易导致胃肠道蠕动减慢而便秘，可多食粗纤维、易消化饮食促进排便，以免用力排便引起高眼压。进食不宜过饱，避免胃部受压，导致不适。

21. 手术中眼内注入的气体多久会吸收？

气体是眼底手术中常见的眼内填充材料，它可以对视网膜进行暂时性的物理支撑来帮助脱离的视网膜复位和黄斑的重新黏合。

眼内使用的气体对眼内组织没有化学和药理学毒性并且可自行吸收，目前可用于眼内填充的气体主要有消毒空气和惰性气体，其中临床上最常用的惰性气体是六氟化硫（SF_6）和全氟丙烷（C_3F_8）。消毒空气来源方便，常应用于较轻微的病例。惰性气体具有吸收缓慢、疗效稳定的优点，作用持续时间长，多用于复杂视网膜脱离患者玻璃体切割手术后眼内填充。其具体区别如表3-4所示。

表 3-4　三种常用眼内注入气体

气体种类	消毒空气	全氟丙烷（C_3F_8）	六氟化硫（SF_6）
顶压作用	较弱	较强	较强
膨胀倍数	不可膨胀	4~6 倍	2~4 倍
半衰期	1.6 天	约 6 天	3~4 天
有效顶压时间	3~5 天	10~14 天	7~10 天
充分吸收时间	7~10 天	50~60 天	约 20 天

22. 手术中眼内填充的硅油什么时候需要取出来?

　　硅油作为眼内填充材料在临床应用已有 50 多年, 在玻璃体视网膜手术中的作用暂时是不可替代的。在治疗复杂的视网膜脱离时, 适时使用硅油有助于提高手术效果。目前临床上应用的硅油是一种无色透明液体, 其化学性质稳定且带有一定黏性, 对人体无毒无害, 能在眼内安全使用(表 3-5)。

表 3-5　硅油的特性

光学特性	无色透明, 且屈光指数接近于水和玻璃体。手术时不会改变屈光力而影响术中操作, 并有利于术后光凝
理化性质	具有一定黏度和良好的表面张力, 在玻璃体腔可发挥推顶脱离的视网膜和封闭裂孔的作用。由于硅油不会被吸收, 所以可根据治疗需要决定其在眼内的滞留时间, 从而最大限度地发挥其推顶视网膜和封闭裂孔的作用
生理惰性	具有抑制组织中炎性反应的作用

　　硅油是一把"双刃剑", 它能够帮助封闭裂孔和顶压脱离的视网膜, 但是在眼内停留的时间过长, 可能会引起眼部并发症, 如硅油乳化(图 3-18)、角膜变性、继发性青光眼、并发性白内障等。因此待视网膜情

况稳定后，需要进行第二次手术将硅油取出。

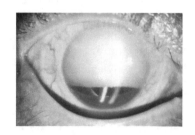

图 3-18　硅油乳化

目前，硅油取出没有明确的最佳期限，要视患者的具体情况而定。在没有并发症的情况下，一般在视网膜完全复位后(3~6个月)取出比较合适。如果患者在术后出现并发症，如硅油乳化、眼压控制不佳等则需要尽快将硅油取出，也有极少数患者由于视网膜不稳定待数年后或当硅油产生较严重的并发症时才取出。

23. 眼内填充的硅油可以不取吗?

医用硅油，学名为聚二甲基硅氧烷，有持久性、无明显生物毒性、透明度好及容积稳定等特征，是一种良好的玻璃体替代物。利用硅油的表面张力，对视网膜起到一定的支撑和顶压作用，增加视网膜脱离的复位率，硅油还有限制炎症在眼内播散的作用，维持眼内压稳定、保持眼球外观。但是硅油不宜在眼睛里永久填充，通常视网膜复位良好(3~6个月)时即可取出，不及时取出可能会有硅油移位、乳化的风险。

一旦硅油乳化可能会出现：①眼内存在大量的硅油滴，增加了取硅油的难度；②乳化的硅油容易堵塞房角，引起眼压升高，从而出现继发性青光眼；③乳化的硅油还可能会损伤角膜导致角膜带状变性、角膜内皮失代偿甚至角膜溃疡穿孔以致失明，或是渗透到视网膜中，影响视网膜功能。因

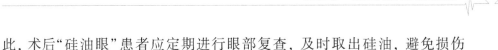

此，术后"硅油眼"患者应定期进行眼部复查，及时取出硅油，避免损伤视力。

24. 糖尿病性视网膜病变患者有哪些注意事项？

（1）控制好血糖

血糖是影响糖网发生和进展的关键因素，也是可干预、可改变的危险因素，研究表明，血糖控制不良可使糖网发生的风险增加4倍。而合理的血糖控制，可以帮助阻止视网膜病变发生，减缓增生型病变发生进程，特别是早期血糖控制，对于糖网预后至关重要。因此，针对糖网患者推荐个性化的血糖控制目标，建议在内分泌科医生的指导下科学、平稳地控制血糖，同时重视降糖的速度与幅度（图3-19）。

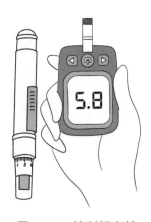

图 3-19　控制好血糖

（2）调节血压和血脂

高血压、血脂异常也是糖网发生和进展的重要危险因素，持续高血压会导致视网膜血管壁压力增加，从而增加眼底出血的可能性，而高血脂引起微血栓的形成,易导致视网膜屏障的破坏,从而导致视网膜并发症的发生。研究表明,三酰甘油、总胆固醇水平增高会促进糖网发生和发展,合理控制血脂水平,特别是降低三酰甘油、总胆固醇水平,可以减缓糖网的发生发展。建议糖网患者在内科医生的管理下合理控制血压、血脂。

(3)选择好饮食

对于餐后血糖控制不佳者建议适当减少碳水化合物的摄入,同时建议选择低血糖生成指数碳水化合物,适当减少精加工谷类。维生素 B_2 摄入不足易引起畏光、干眼、流泪、视物模糊等症状,可多进食一些绿叶蔬菜、糙米及粗面;含叶黄素丰富的食物,可以防治老年黄斑变性,可多进食玉米、菠菜、南瓜等(图3-20)。

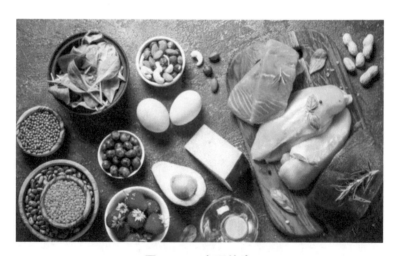

图3-20 合理饮食

(4)适当运动

糖网患者不宜进行高强度或剧烈的运动,可进行健步走、打太极拳等较为缓和的运动,同时,运动应循序渐进,在每次锻炼的基础上进行强化,避免突然高强度长时间的运动,此外有必要在运动前后做好缓冲运动,如肢体伸展等,有利于血液循环和关节活动。

（5）戒烟限酒

吸烟喝酒容易引起血压和血糖的不稳定波动，进而加重糖网的危害，此外，也容易引起体内的炎症反应，不利于糖尿病及并发症的预防和改善。

（6）若发现以下情况须及时就医

①视物模糊、视力骤减或突然的视力丧失；②眼前有黑影漂浮；③视野范围缩小；④眼痛、眼胀、头痛、呕吐(眼压增高)。

第四章
糖尿病黄斑水肿

1. 什么是糖尿病黄斑水肿?

糖尿病黄斑水肿(DME)是指糖尿病患者黄斑中心凹范围内细胞外液积聚引起的视网膜增厚或硬性渗出沉积,是血-视网膜屏障破坏的结果,属于糖网的一种。DME 是糖尿病患者常见的并发症之一,可以导致患者中心视力受损,是视力损害的主要原因之一(图 4-1)。

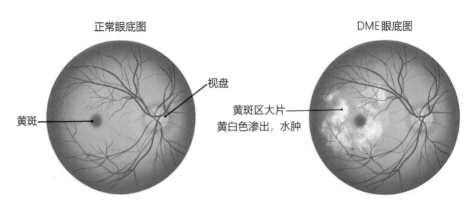

正常眼底图   DME眼底图

视盘

黄斑区大片
黄白色渗出,水肿

黄斑

图 4-1　糖尿病黄斑水肿

2. 糖尿病黄斑水肿有哪些类型?

根据 2014 年中华医学会眼科学分会眼底病学组的分类方法, DME 可分为局灶性黄斑水肿和弥漫性黄斑水肿, 黄斑缺血可能存在于这两种类型中。2017 年国际分类更新了 DME 的分类方法, 根据是否累及黄斑中心将 DME 分为两类: ①非中心性黄斑水肿(NCI-DME), 黄斑视网膜增厚未累及中心凹直径 1mm 范围内; ②中心性黄斑水肿(CI-DME), 黄斑视网膜增厚累及中心凹直径 1mm 范围内。目前, 最新的 DME 临床分级标准为美国眼科学会(AAO)于 2019 年发布的《DME 国际临床分级标准》, 具体见表 4-1。

表 4-1　DME 的分级(AAO, 2019 年)

病变严重程度	眼底检查所见
无明显 DME	后极部无明显视网膜增厚或硬性渗出
有明显 DME	后极部有明显视网膜增厚或硬性渗出
NCI-DME	视网膜增厚或硬性渗出未涉及黄斑中心
CI-DME	视网膜增厚或硬性渗出涉及黄斑中心

3. 为什么糖尿病患者特别容易发生黄斑水肿?

糖尿病黄斑水肿的发病机制尚未完全阐明, 多数学者认为与长期高血糖、血-视网膜屏障破坏、血流动力学的改变以及多种炎性细胞及炎性因子相互作用有关。糖尿病患者由于血糖控制不佳, 长期处于高血糖状态, 血-视网膜屏障在早期即受到损害, 血管通透性增加, 微血管渗漏。随着时间的推移, 视网膜新生血管形成、纤维增殖, 视网膜微血管细胞结构发生改变, 甚至完全丧失, 并出现毛细血管的无细胞化, 引起视网膜微血管病变,血管内壁受损,这些改变可能引起视网膜渗出并导致黄斑水肿(图 4-2)。

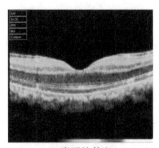
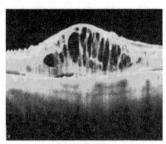

正常眼的黄斑　　　　　　　　黄斑水肿眼

图 4-2　OCT 下正常眼的黄斑与黄斑水肿眼

日常生活中,我们一定要把血糖控制到正常范围。根据血糖情况,选择合适的降糖药物和胰岛素治疗,同时调整生活习惯,配合饮食和运动锻炼,从而控制病情的发展。

4. 糖尿病黄斑水肿为什么需要早发现、早治疗?

随着 2 型糖尿病患者的增加,其并发症也日益凸显,而 DME 是糖尿病患者视力丧失最常见的原因之一。糖尿病病程是 DME 明确而独立的危险因素,病程越长,DME 的患病率就越高。

DME 在发病早期无明显症状,进展也较为隐匿,因此在确诊糖尿病后应及时前往眼科就诊并定期进行眼底筛查,医生可以通过眼底检查判断有无黄斑水肿,并通过视网膜光学相干断层扫描(OCT)和(或)荧光素眼底血管造影(FFA)检查来进一步了解病情的严重程度。糖尿病与糖尿病黄斑水肿两者之间往往存在着共同的危险因素,故糖尿病患者的早期筛查和预先调控可能是减轻或减少 DME 发生的关键措施之一,而早发现、早治疗可有效避免患者视力的丧失。

5. 糖尿病黄斑水肿的典型症状是什么?

(1) 视觉异常

视觉异常是 DME 的早期表现之一,是黄斑出现水肿、浸润、渗出引起的,症状有视力下降、视觉增大或缩小、视物模糊、中心视力差等(图4-3)。

(2) 视物变色或变形

患者视物时感觉看到的物品颜色比较灰暗,或者出现物体变形、弯曲等(图4-3)。

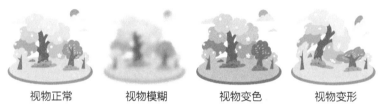

视物正常　　　　　视物模糊　　　　　视物变色　　　　　视物变形

图 4-3　糖尿病黄斑水肿的症状

6. 糖尿病黄斑水肿有哪些治疗方法?

DME 的治疗旨在改善患者的视力,预防糖尿病给眼睛带来的长期损害和视力丧失,避免由于治疗不及时带来的不良后果。DME 常用治疗方法包括玻璃体腔注射抗血管内皮生长因子(anti-VEGF)药物(以下简称抗 VEGF 药物)、激光光凝、激素治疗及手术治疗等。

(1) 眼内注药

注射药物有两种类型,即抗 VEGF 注射剂和类固醇皮质注射剂。①抗

VEGF 药物治疗：抗 VEGF 药物能有效抑制新生血管形成，减轻血管渗漏，改善患者视力，因而已成为 DME 的一线治疗方法（图 4-4）。②激素治疗：类固醇皮质可通过多种机制产生抗炎作用，帮助修复视网膜屏障并减少渗出，减轻黄斑水肿，从而改善视力。

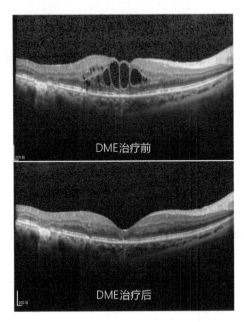

图 4-4　眼内注射抗 VEGF 药物后黄斑区变化

（2）激光光凝治疗

在抗 VEGF 治疗出现之前，激光光凝一直是治疗 DME 的标准方法。激光治疗能封闭无灌注区，减少 VEGF 表达，从而改善黄斑区微循环，抑制毛细血管的渗漏，减少水肿和渗出，最终达到治疗 DME 的目的。

（3）玻璃体切除手术（PPV）

PPV 是一种有效缓解黄斑水肿的手术方法，能解除玻璃体界面的牵拉。由于手术具有一定的风险，PPV 一般不作为 DME 的首选治疗方法，只有经标准抗 VEGF 治疗或激素治疗后仍有水肿者方可考虑进行 PPV，无牵拉且持续不吸收的黄斑水肿也可以考虑进行PPV，只是要考虑存在视力下降的风险。

（4）联合治疗

近年来有学者提出，联合治疗方案治疗DME可以减少重复治疗次数、或降低激光光凝能量，有效保存视网膜功能，并且疗效更佳。常见的联合治疗方式是抗VEGF治疗联合激光光凝、PPV与激光治疗联合，以及PPV与抗VEGF治疗相结合等。

7. 糖尿病黄斑水肿的治疗是选择眼底激光还是眼内注药？

糖网严重影响糖尿病患者的视力，而糖尿病黄斑水肿（DME）是导致视力下降最重要的原因。目前治疗DME的常用方法是玻璃体腔药物注射（抗VEGF药物及类固醇皮质激素药物）和激光治疗。

激光治疗虽然可以稳定患者视力，降低中重度视力损失的概率，但是改善视力的效果不理想。激光治疗包括局灶性激光光凝、格栅样光凝、阈值下微脉冲激光。阈值下微脉冲激光与传统的激光光凝相比，不形成激光斑，不会对视网膜造成损伤，在使微血管栓塞、收缩、硬化的同时可改变视网膜内外屏障的通透性，达到治疗DME的目的。

VEGF在DME的病理发生发展过程中导致血-视网膜屏障破坏，引起血管渗漏、血管增生，是DME发病机制中的重要因素。抗VEGF药物能有效抑制视网膜新生血管形成，减轻血管渗漏，改善患者视力，因而已成为DME的一线治疗方法，但眼内注药需要长期随访，且治疗费用高，患者若依从性不佳，眼底病变加速发展的风险会大大增加（图4-5）。

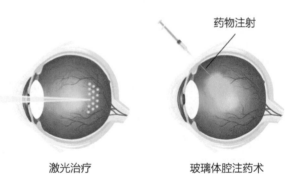

药物注射

激光治疗   玻璃体腔注药术

图 4-5 激光治疗和玻璃体腔注药术

此外,多种炎性因子参与 DME 的发生与发展,而类固醇皮质激素可通过多种机制产生抗炎作用,修复视网膜屏障、减少渗出,治疗 DME。目前玻璃体腔注射的激素类药物包括地塞米松玻璃体内植入剂(Ozurdex)以及曲安奈德(TA)。Ozurdex 是一种生物可降解的眼科新药,在玻璃体腔内缓慢释放地塞米松抑制炎症反应,作用时间可长达 6 个月,相对传统的玻璃体腔注射 TA,更加长效、更加稳定。

据研究调查表明,抗 VEGF 治疗对累及黄斑中心凹的 DME 疗效优于单纯激光治疗,激素可作为二线治疗和联合治疗。当抗 VEGF 治疗应答不良或无应答,且具有全身心血管病高危因素的 DME 患者,可考虑一线使用眼内注射糖皮质激素治疗。另有研究表明:①对于弥漫型 DME,术后 6 周及 12 周,抗 VEGF 治疗效果优于激素治疗;②对于囊样 DME,抗 VEGF 治疗效果与激素治疗差别不大;③对于伴神经上皮脱离 DME,激素治疗效果明显优于抗 VEGF 治疗。

DME 的治疗并不是非此即彼的单一选择,需要根据患者的具体情况制定个体化的治疗方案,为患者的视力保驾护航。

8. 眼底激光光凝治疗有损伤性吗?

激光的应用非常广泛,遍布工业、农业、医学、生物、通信等各个领域,自诞生以来就被赋予世界上"最快的刀""最准的尺""最亮的光"等称号。

临床上广泛应用的眼底激光光凝治疗——全视网膜激光光凝术(PRP)确实是一种损伤性的治疗方法,激光光凝的部位(图 4-6),需要避开眼底重要的部位(视盘、黄斑),激光光凝后视网膜瘢痕形成,降低视网膜对氧的需求,VEGF 的产生减少,从而减少视网膜新生血管的产生,同时光凝部位视网膜变薄,营养物质可直接由脉络膜进入视网膜,有助于改善视网膜的营养供给。PRP 治疗可及时、有效地改善视网膜血管的缺血缺氧情况,在控制糖网的发展、预防玻璃体积血等更为严重的视功能损害以及减少致盲上具有非常重要的作用。

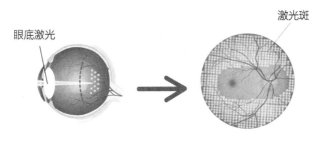

图 4-6　眼底激光和激光斑

眼底病是否选择激光光凝治疗是权衡后选择的结果,只有当激光光凝治疗的好处占主导地位时,才推荐治疗。无论是 PRP 还是其他光凝治疗,对视功能均有不同程度的损害,包括周边视野缩窄、一过性旁中心暗点、暗适应功能下降等情况。近年来兴起的阈值下微脉冲激光(SDML)在 DME 治疗方面体现出越来越多的优势,其不会对视网膜造成损伤,对于治疗 DME是安全有效的。

9. 眼底激光光凝治疗后的注意事项有哪些?

眼底激光光凝治疗需要扩瞳及表面麻醉,治疗后短时间内眼部会有不适感,以下事项需要特别注意。

(1)注意短暂的视力下降

眼底激光治疗术后眼睛可能会出现短暂的视力下降,通常与激光治疗中光线照射等有关,一般在治疗后数小时内会恢复,因此患者在视力好转前应避免驾车,同时应有家属陪同。

(2)进行药物治疗

眼底激光光凝术后需要常规滴用扩瞳药和皮质类固醇类滴眼液,应遵医嘱按时用药,预防感染。

(3)做好术眼保护

患者接受激光光凝治疗时需要散大瞳孔,滴用表面麻醉药物,因此在治疗后4~6小时会出现流泪、畏光、视近模糊等症状,此时应避免用力揉眼及强光直射,术后早期内尽量不要长时间看书及看电脑、手机等电子产品,避免过度用眼。

(4)保持健康的生活方式

患者在眼底激光光凝术后应避免剧烈运动、提重物及憋气,同时保护术眼防止眼外伤的发生。保持良好的生活习惯及健康的心理状态,保证睡眠充足不熬夜,同时严格遵循糖尿病饮食控制原则,管住嘴迈开腿,根据自身情况进行适度的锻炼。

(5)定期复查

眼底激光光凝治疗结束后患者可能会出现光晕感、轻微酸胀感,一般情况下不需要特殊处理。但如果出现眼红、眼胀或恶心、头痛、视力骤降等

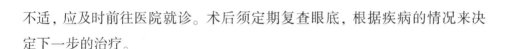

不适，应及时前往医院就诊。术后须定期复查眼底，根据疾病的情况来决定下一步的治疗。

10. 眼底激光光凝治疗后多久需要复查?

眼底激光光凝治疗后需要坚持定期复查，以便医生对眼部情况及治疗效果进行观察。眼底激光光凝治疗后如无特殊不适，复查时间为治疗后 2~4 周，可观察治疗效果。PRP 治疗通常分 3~4 次完成，每次间隔 1~2 周，如无特殊不适，可完成 PRP 治疗后 2~4 周复查。改良格栅样光凝治疗复查时间为术后 2 周、1 个月、3 个月，以后定期复查。视网膜新生血管的眼底激光光凝治疗后 2~3 个月应再行 FFA 检查，观察无灌注区情况及新生血管是否全部消退等，若仍有明显无灌注区和(或)新生血管未消退，应及时补充激光光凝。当眼睛出现疼痛或者有其他异常症状时，应及时就诊，以免延误正常的诊断和治疗，影响治疗效果。

11. 什么是抗 VEGF 药物?

血管内皮生长因子(VEGF)是一种由机体自身产生的物质，具有促进血管生成的作用，即在原有血管的基础上生成新的血管，从而达到促进伤口愈合和修复的效果。然而，当 VEGF 在眼内的浓度持续增加时，新生的血管会对脉络膜血管、视网膜感光细胞层等原本正常的眼底组织造成危害，从而导致视功能受损，是重要的致盲原因之一。

研究发现通过阻断或降低 VEGF 在眼内的含量，可降低血管通透性，从而达到对视网膜病变的有效防治，因此便有了抗 VEGF 药物的诞生。

12. 常用的抗 VEGF 药物有哪些?

抗 VEGF 药物的诞生给眼科学带来了非常大的改变和影响,在眼部血管增生性疾病的治疗中起到了极为重要的作用。近年来抗 VEGF 药物在临床上逐渐应用与推广,对于 DME、年龄相关性黄斑变性、视网膜静脉阻塞引起的黄斑水肿等疾病有着良好的效果。

从首例抗 VEGF 药物在眼部的治疗应用到现在,抗 VEGF 药物已经历了多次更新换代,其适应范围也逐渐宽泛。目前临床常用的抗 VEGF 药物有以下 3 种(表4-2)。

表 4-2 临床常用的抗 VEGF 药物

药物	雷珠单抗	阿柏西普	康柏西普
产地	瑞士	德国	中国
上市时间	2006 年	2011 年	2014 年
药物结构	单克隆抗体	融合蛋白	
适应证	wAMD RVO-ME DME DR CNV ROP	wAMD DME	wAMD pmCNV DME RVO-ME

注:ROP 为早产儿视网膜病变;CNV 为脉络膜新生血管;DR 为糖尿病性视网膜病变;DME 为糖尿病黄斑水肿;RVO-ME 为继发于视网膜静脉阻塞的黄斑水肿;wAMD 为湿性(新生血管性)年龄相关性黄斑变性;pmCNV 为继发于病理性近视的脉络膜新生血管。

13. 眼内注射抗 VEGF 药物有什么作用?

视觉对人类了解客观事物起着非常关键的作用, 而人类对客观事物的认知又是通过眼睛来实现的。严重的血管源性眼病影响着人们的视觉健康和生活质量, 而它们均与 VEGF 有关。研究表明, 抗 VEGF 药物能有效抑制 VEGF 在眼内的浓度, 进而抑制新生血管的形成和发展, 减少血管渗漏引起的渗出、水肿和炎症反应(图 4-7), 达到挽救患者视功能的目的。

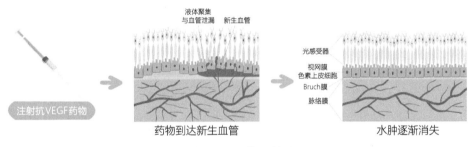

图 4-7 抗 VEGF 药物的作用原理

目前, 我国的抗 VEGF 药物在眼部的使用非常广泛, 该类药物有助于大多数眼底新生血管患者的视力改善, 延缓了疾病的进展, 国内外权威指南将抗 VEGF 药物治疗一致推荐为新生血管性眼底病主要的治疗手段。

14. 什么是玻璃体腔注射术?

玻璃体腔是指位于晶状体、睫状体与视网膜内面的腔隙, 其内充满了无色、透明胶状的玻璃体, 具有屈光、固定视网膜的作用, 约占眼球容积的 4/5。

　　抗 VEGF 药物的给药方式一般为玻璃体腔注射，也就是我们通常所说的眼内注射。注射时将专用针头穿刺进眼球内，然后将药物注射至玻璃体内，使药物发挥作用，从而达到一定的治疗效果（图 4-8）。通过注射不同的抗 VEGF 药物，可治疗视网膜血管病变、炎症病变和肿瘤等疾病。

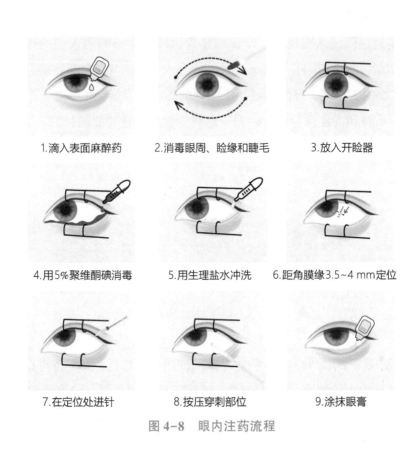

1.滴入表面麻醉药　　2.消毒眼周、睑缘和睫毛　　3.放入开睑器

4.用5%聚维酮碘消毒　　5.用生理盐水冲洗　　6.距角膜缘3.5~4 mm定位

7.在定位处进针　　8.按压穿刺部位　　9.涂抹眼膏

图 4-8　眼内注药流程

　　玻璃体腔注射与其他的给药方式相比较，具有以下优势：①药物作用针对性强；②药物在眼内组织中的起效速度快；③更容易达到治疗所需要的药物含量，增强了药物在眼部的治疗效果，且在一定程度上减少了全身不良反应；④可以更好地控制眼部病情的发展。玻璃体腔内注射现已成为眼科最常用的治疗方法之一。

15. 眼内注药痛不痛, 会使用麻醉药吗?

眼睛是一个非常敏感的器官, 患者在做眼部手术前难免会有担心和恐惧。目前眼科手术最为常见的麻醉方式主要有表面麻醉、局部浸润麻醉和全身麻醉, 眼内注药一般采用表面麻醉(图 4-9)。

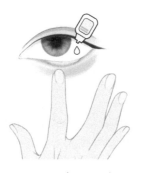

图 4-9 表面麻醉

常用的表面麻醉药有盐酸丙美卡因、盐酸奥布卡因等, 这类药物通过阻断感觉信息传输, 从而控制疼痛, 其起效时间短, 麻醉作用可持续 15 分钟左右。注药前医护人员会将表面麻醉药滴入患者眼部, 避免了麻醉药物对全身的不良反应。同时由于眼内注药的针头极细, 且注射过程仅有数秒, 注射完毕后伤口可自行快速愈合, 大部分患者在注药时均无明显疼痛感。

16. 眼内注射抗 VEGF 药物会有风险吗?

眼内注射药物治疗是一种局部用药, 在临床上应用已有近百年的历史, 与静脉注射等系统给药的方法相比, 不良反应发生率更低。当然, 任何治疗操作都不是绝对安全的，眼内注射药物也会有一定的风险，如晶状体损伤、视网膜脱离、眼底出血、眼内炎等。其中眼内炎是最受关注的并发症，尽管发生率低，但是一旦发生对患者视力的打击是巨大，甚至是不可逆的。

近年来，随着抗 VEGF 药物在我国纳入医保目录，治疗疾病种类及注射次数的增多促进了抗 VEGF 药物在眼底疾病中的广泛使用，使得玻璃体腔注射已成为眼科的常规操作。为使其具有最佳的注射舒适性和降低注射后的并发症，2015 年，我国推出视网膜病玻璃体腔注药术质量控制标准，加强了眼内注射过程中各步骤的规范化。目前，眼内注射药物已是最常见的眼部治疗方式，注射前、后的准备工作和眼科常规手术相同。在进行玻璃体腔注射时，医护人员严格遵守无菌注射原则，并指导患者在注射后的一周之内进行密切的监测。如有感染症状或其他不适时，应尽早就医治疗。

17. 糖尿病黄斑水肿的眼内注射药物治疗周期有多长？

玻璃体腔注射抗 VEGF 药物目前是治疗 DME 的一线治疗方法。通过长期的随访研究发现，在 DME 的早期使用抗 VEGF 药物，可以使其视觉效果更加稳定。经过大量随机临床试验研究证明 3+PRN（前 3 个月每月注射一次，随后按需注射）的方案能更安全、有效地治疗 DME。DME 的治疗是一个长期的、反复的过程，因此遵循医学研究及临床实践指南的建议选择合适的治疗方案，能促进患者病情的恢复，有效降低复发的风险。

18. 糖尿病黄斑水肿为什么会反复发作？

目前，DME 还没有很好的办法可以彻底治愈，我们只能通过有效的治疗手段来控制和延缓疾病的进展，导致 DME 反复发作的主要原因有以下几种。

（1）高血糖

长期的高血糖状态，使得患者的血管通透性增加，微血管渗漏。随着时间的推移，视网膜新生血管形成、纤维增殖，视网膜微血管细胞结构发生改变，血管内壁受损，这些改变可能引起视网膜渗出并导致黄斑水肿。

（2）高血脂

糖尿病患者由于胰岛素分泌不足常伴有脂质代谢紊乱，脂质成分可以引起组织氧化，直接或间接地损害血管内皮细胞，导致血-视网膜屏障被破坏，血浆脂质大分子物质从小血管渗透到视网膜中心区造成黄斑水肿。

（3）高血压

血压升高，血管壁承受的压力变大，视网膜血管更容易破裂，导致液体和血液渗出，造成黄斑水肿。

除此之外，当肾脏功能受到损害时还会加剧黄斑水肿，对血管的损害也都是持续进行的。在平常的生活中我们可以采取一些预防措施来减少复发的风险。首先，注意监测血糖、血脂、血压的变化，遵医嘱按时按量服药，尽量将血糖、血脂、血压水平控制在正常范围内，避免忽高忽低。其次，养成健康的作息习惯，保持适当的运动，避免酗酒，并戒烟等。最后，定期复查，根据病情调整用药，避免滥用药物等。

第五章
糖尿病性视神经病变

1. 糖尿病引起的视神经病变您知道吗?

糖尿病神经病变是糖尿病较为常见的慢性并发症之一，可累及中枢神经系统以及周围神经系统的运动、感觉和自主神经。视神经受累时称为糖尿病性视神经病变(DON)，可能会造成患者视功能严重减退甚至完全丧失，严重影响糖尿病患者的生活质量(图5-1)，其可合并或不合并糖网。

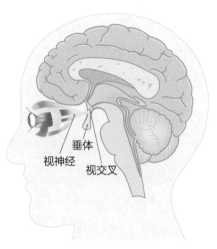

垂体

视神经

视交叉

图5-1 视神经的解剖位置

在过去的研究中，DON 的发病机制尚不完全明确。一些研究指出它可能与糖尿病患者长期的高血糖、脂代谢失调及胰岛素信号异常有关。糖尿病患者的微循环障碍可能导致视神经缺血缺氧，进而引起神经元及神经胶质细胞等受损，最终导致视神经损伤。

DON 的诊断主要依据病史、临床表现和眼科专科检查，并排除其他原因引起的视神经疾病。典型的症状包括视力下降、视野缺损、色觉异常、对比敏感度异常等。

2. 糖尿病性视神经病变的临床表现是什么？

DON 可分为 3 种类型，不同类型的 DON 各自具有不同的早期症状（表 5-1）。

表 5-1　糖尿病性视神经病变的临床表现

类型	特点	症状	影响范围
隐匿型糖尿病视神经病变	早期视力通常不受影响，瞳孔大小和对光反应正常	亮度和对比敏感度下降，色觉异常	对物体边界分辨能力减弱，色觉受损，可能影响日常生活
糖尿病视盘病变	糖尿病患者特有的一种最具特征性的视神经病变	早期视力可能正常或轻度下降，病程进展时视力下降加剧，视野缩小或其他视觉障碍	视力下降，视野缩小，视觉障碍
非动脉炎性前部缺血性神经病变	通常发生在糖尿病患者中，尤其是血糖控制不佳的患者	早晨醒来或午睡后突然发现视力下降，通常不伴随疼痛或视物模糊	通常只影响一只眼睛，视力下降

我们要加强对 DON 的认识,提高自我监测及自我管理的能力,做到早预防、早发现、早治疗,达到防治视神经病变的目的。

3. 要如何预防糖尿病性视神经病变?

DON 发病可早于糖网,早期干预可以延缓 DON 的发生和发展,保护糖尿病患者的视功能。由于视神经对缺血、缺氧和代谢紊乱非常敏感,血糖管理欠佳是糖尿病视盘病变的主要原因,短时间内血糖波动过大也可能诱发糖尿病视盘病变。应针对患者个体化血糖浓度制定目标,合理饮食(图 5-2),适当运动,科学地降低血糖浓度,注意降低血糖浓度的速度和幅度,是预防和治疗糖尿病性视神经病变最重要的措施。

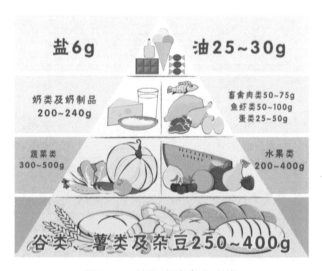

图 5-2　糖尿病饮食金字塔

隐匿型糖尿病性视神经病变多无症状,眼科常规检查结果多正常,故糖尿病患者应早期进行眼底筛查以及色觉、亮度、对比敏感度和视野等检查。对糖尿病患者及其家属进行健康宣教,鼓励患者坚持健康的生活方式,严格管理血糖、血脂、血压及阻塞性睡眠呼吸暂停综合征等全身危险因素，以达到早期预防和早期治疗 DON 的目的。

4. 糖尿病性视神经病变要如何治疗？

DON 是可防、可控、可避免的致盲性眼病，早期诊断、有效治疗对延缓疾病进展、减轻视功能损伤至关重要。治疗 DON 应以控制血糖浓度稳定为主，视神经保护的理念需要融入糖尿病眼病防治的全过程。

（1）营养神经治疗

常使用维生素 B 族、甲钴胺、胞磷胆碱钠和鼠神经生长因子等营养神经类药物进行治疗。

（2）改善微循环

常使用复方樟柳碱、氢溴酸樟柳碱、银杏叶提取物、前列腺素类药物以及活血化瘀类中成药（如复方血塞通）等，以改善微循环及组织缺血缺氧状态。

（3）抗氧化应激治疗

通过增加供应神经的血管血流量，保护血管内皮功能，以抵抗氧化应激。常用药物有 α-硫辛酸。

（4）糖皮质激素治疗

针对糖尿病性非动脉炎性前部缺血性视神经病变，应慎重选择全身使用糖皮质激素。在急性期视盘水肿明显时，可在医生指导下短期口服泼尼松，有可能促进水肿消退。使用糖皮质激素期间应密切观察血糖变化，并在医生的指导下调整胰岛素方案，避免因糖皮质激素诱发的血糖过高加重病情。

（5）抑制醛糖还原酶活性

依帕司他是一种醛糖还原酶抑制剂，可抑制多元醇通路异常和代谢紊乱，有效改善糖尿病神经病变的主观症状和神经传导速度。

此外，有研究结果显示，在糖尿病视盘病变和非动脉炎性前部缺血性视神经病变急性期视盘水肿严重时，玻璃体腔注射抗 VEGF 药物可促进视盘水肿消退，缩短病程。也有部分研究结果表明，在非动脉炎性前部缺血性视神经病变急性期玻璃体腔注射抗 VEGF 药物的治疗效果欠佳，甚至可能进一步损伤视功能，因此开展上述治疗尚需谨慎。

治疗 DON 期间勿擅自进行用药处理，请务必根据医生的专业建议并结合您的具体病情来制定治疗方案。

5. 糖尿病性视神经病变的预后如何？

DON 是一种致盲性眼病，个别类型发病较为隐匿，早期诊断、有效治疗对延缓疾病进展、减轻视功能损伤至关重要。疾病的预后跟以下几个方面有关。

（1）病情严重程度

早期的 DON 预后通常较好，通过积极治疗和控制糖尿病，可以降低病情进一步恶化的风险。而对于已经发展到中晚期的病变，尽管通过治疗可以缓解一定程度的症状，但预后相对较差，视功能损伤不可逆。

（2）治疗及时性

DON 的预后与治疗的及时性密切相关。早期发现并治疗可以降低病情恶化的风险，减轻视力损害。

（3）基础糖尿病控制

对于糖尿病患者，控制血糖、血脂和血压至关重要。

（4）患者配合程度

积极配合医生进行治疗，遵循医嘱调整生活方式，如健康饮食、规律运动等（图5-3）。

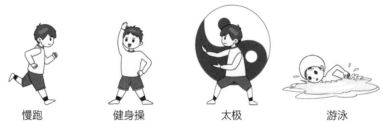

慢跑　　　　　　健身操　　　　　　太极　　　　　　游泳

图 5-3　有氧运动

总之，DON 的预后取决于多种因素。患者应保持良好的生活习惯，早期发现并积极配合治疗，以延缓 DON 的发生和发展，改善预后。

6. 眼球突然转动不灵活、视物重影是怎么回事?

眼球突然转动不灵活、难以睁开或出现视物重影（即复视），这些都是糖尿病引起的神经损害类并发症，临床上称为糖尿病眼外肌麻痹，是糖尿病相关眼球运动神经功能障碍所致的眼球运动麻痹。患者常表现为眼球活动受限、上睑下垂、复视等。

（1）眼球活动受限

当糖尿病影响到眼球运动神经时，会导致眼外肌麻痹，引发眼肌劳损，就可能出现眼球转动不灵活的症状。

（2）上睑下垂

当提上睑肌麻痹或动眼神经完全麻痹时，会出现患眼上眼睑无法正常抬起，出现上睑下垂的症状（图5-4）。

(3)复视

当眼外肌麻痹时,会引起两只眼睛的运动不协调,眼球运动范围受限。患者两只眼睛无法聚焦到同一个位置,从而出现两个画面,也就是视物重影(图5-5)。

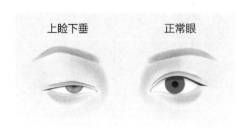

图5-4 上睑下垂

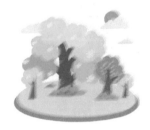

图5-5 视物重影

7. 糖尿病为何会引起眼外肌麻痹?

DON是糖尿病神经病变的一种,以动眼神经麻痹最为常见,近年来糖尿病眼外肌麻痹发生率呈上升趋势,糖尿病眼外肌麻痹的发生与持久高血糖引起的代谢异常及微血管损害相关。

糖尿病患者常易出现脂代谢障碍、血流动力学异常、血小板凝集功能亢进等,易导致微血栓形成和(或)微血管闭塞,微血管病变加之微循环障碍可导致局灶性神经缺血、缺氧甚至变性,造成神经功能发生损害。高血糖易导致颅神经营养不良从而引起眼外肌麻痹的发生,糖代谢紊乱时易引起外周神经髓鞘的结构破坏,神经节断性脱髓鞘改变,致使神经传导降低。另有研究发现,糖尿病糖代谢障碍会引起多发性视神经炎,导致眼外肌麻痹。患者高血糖状态易导致组织神经生长因子减少,从而引起神经病变。

近年来研究者发现,糖尿病眼外肌麻痹的发生与糖尿病患者的年龄、性别、糖尿病病程、糖化血红蛋白水平,以及是否合并糖尿病视网膜病变等因素相关,为临床医生对糖尿病眼外肌麻痹的进一步诊疗提供参考。

8. 糖尿病眼外肌麻痹的典型症状有哪些?

　　糖尿病容易造成中枢神经病变和周围神经病变,周围神经病变发生在眼部的表现就是糖尿病眼外肌麻痹,以累及周围神经最常见,临床上动眼神经麻痹最多见,多发于中老年糖尿病患者,起病一般较急,表现为一侧较重的以眼外肌受累为特征的眼球运动受限、上睑下垂、复视等(图5-6)。

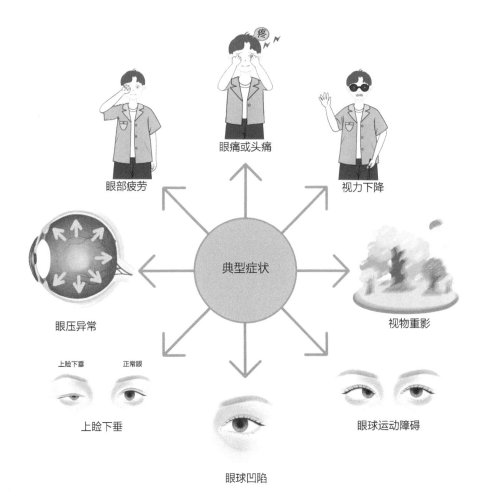

图 5-6　糖尿病眼外肌麻痹的典型症状

（1）复视

糖尿病眼外肌麻痹会导致双眼无法同时对准同一物体，从而出现双重影像，称为复视。

（2）眼球运动受限

眼外肌麻痹会导致眼球无法正常转动，患者可能出现眼球运动受限、无法完全向四周或上下转动的现象。

（3）上睑下垂

部分糖尿病眼外肌麻痹患者可能出现眼睑下垂，即上眼睑无法完全抬起，遮挡部分视野。

（4）眼球凹陷

部分糖尿病眼外肌麻痹患者可能出现眼球凹陷，即眼球向眼窝内部移动，影响美观和视力。

（5）眼部疲劳

患者可能出现眼部疲劳，长时间用眼后感到不适，需要休息。

（6）视力下降

糖尿病眼外肌麻痹患者可能出现视力下降，这是由于眼外肌收缩和舒张功能障碍导致的视觉困扰。

（7）治疗后症状反复

糖尿病眼外肌麻痹患者在治疗后可能出现症状反复，这可能与患者的血糖控制不佳或其他相关因素有关。

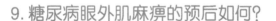

9. 糖尿病眼外肌麻痹的预后如何？

大多数情况下，糖尿病眼外肌麻痹通过治疗后都可以得到一定程度的好转。由于神经的恢复时间较长，而且每个人的治疗效果也不同。对于一些患者来说，这种状况可能会在数周到数月内自然恢复，对于小部分患者来说，恢复过程可能会漫长一些，有些甚至可能需要手术治疗。预后情况还会受到多种因素的影响，包括患者的年龄、血糖控制情况、眼外肌受损程度等。但总体来说，如果能够及时得到治疗并控制好血糖（图5-7），患者的恢复前景是比较乐观的，大多可以得到一定程度的好转。

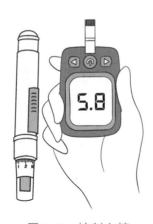

图 5-7 控制血糖

要想确保良好的预后，患者需要密切配合医生的治疗，如服用药物、进行物理治疗和控制饮食等，并定期进行眼科检查以便及时发现并处理潜在的并发症。此外，管理其他潜在的危险因素，如高血压、高脂血症和吸烟，也有助于改善预后。

第六章
糖尿病相关性青光眼

1. 糖尿病患者更容易得青光眼吗?

青光眼是一组以特征性视神经萎缩和视野缺损为共同特征的疾病,病理性眼压增高是其主要危险因素,是世界上排名首位的不可逆致盲性眼病。全球青光眼患者约有7600万,预计2040年将增加到1.12亿人。引起青光眼的主要原因有遗传、眼外伤、药物不良反应、血管疾病以及其他疾病的并发症等。目前,青光眼的发病机制暂未明确,早发现、早诊断、早治疗是降低眼部损害的重要手段。

糖尿病是青光眼的高危因素之一,而糖网已经成为新生血管性青光眼的主要病因。青光眼与糖尿病的关系复杂,发病原因主要与以下几个方面有关:①由于糖尿病患者眼球内房水中的糖分增加,小梁网的超微结构被改变,增加了房水排出系统的阻力(即出水口阻力增加);②由于血糖水平的增高导致患者机体渗透压的改变,使房水生成增加,各种因素引起眼压升高从而导致青光眼的发生;③由于糖网导致视网膜缺血、缺氧,继而虹膜及房角产生新生血管,并在虹膜、房角形成纤维血管膜,从而阻滞房水流出,导致眼压升高;④由于神经损伤,糖尿病可能导致中枢神经损伤,包括视神经的损伤,这将显著加速青光眼的病理损伤(图6-1)。

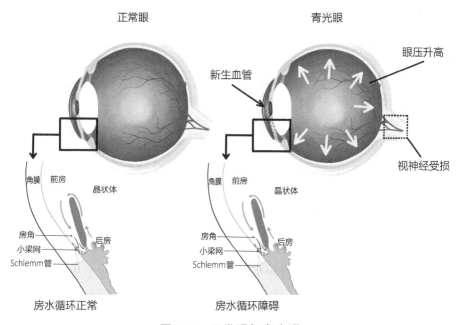

图 6-1　正常眼与青光眼

有研究显示，糖尿病患者患青光眼的风险比非糖尿病患者高出约两倍，增生型糖网中约有 22% 的患者会发生新生血管性青光眼，然而，即使糖尿病患者的风险更高，也并不意味着所有的糖尿病患者都会患上青光眼，保持血糖水平稳定，定期进行眼科检查，可以及时发现并处理问题，保护患者视功能。

2. 糖尿病相关性青光眼有哪些？

糖尿病相关性青光眼多指新生血管性青光眼，是糖网导致眼底缺血所引起的，视网膜缺血、缺氧，继而虹膜及房角产生新生血管，虹膜、房角上的新生血管会阻滞房水流出，导致眼压升高，新生血管易在某些因素作用下发生出血，临床上将糖尿病相关性青光眼分为两大类。

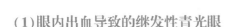

（1）眼内出血导致的继发性青光眼

糖网导致的眼内出血，前房积血可堵塞房水流出通道，引起眼压升高从而继发青光眼。当眼压升高明显时，会出现头痛、眼部胀痛、恶心、呕吐等症状。

（2）新生血管性青光眼

新生血管性青光眼是一种继发于糖网后的难治性青光眼。在原发性眼病的基础上，虹膜出现新生血管，纤维血管膜封闭了房水外流通道，后期纤维血管膜收缩牵拉，使房角关闭，眼压升高和剧烈疼痛，长时间的高眼压还会造成视神经萎缩，影响视功能甚至导致失明。

有研究表明，糖网已经成为新生血管性青光眼的主要病因，因此糖尿病患者应该提高认识，控制好血糖，延缓眼部并发症的发生和发展，制定个性化诊疗方案，积极配合医生的治疗。

3. 什么是原发性开角型青光眼？

青光眼与房水、前房角息息相关，简单通俗来讲，分泌房水的睫状突就像打开的水龙头，前房角就像排水的下水管道。我们的眼睛里会不停地分泌房水，房水通过前房角再回到全身的血液循环中。当房水分泌过多或循环受阻、前房角关闭都有可能引起青光眼（图6-2）。

根据房水外流受阻时前房角的状态，可分为开角型青光眼和闭角型青光眼。原发性开角型青光眼是最常见的青光眼类型，占所有青光眼的60%左右，其特点是眼压虽然升高，但房角始终是开放的，即房水外流受阻于小梁网-Schlemm管系统。

原发性开角型青光眼是一种慢性、进行性并伴有特征性视野丢失的视神经病变，以视神经损伤和视网膜神经纤维层形态学改变为主要特征的青光眼。它发病隐匿，除少数患者在眼压升高时出现雾视、眼胀外，多数患者

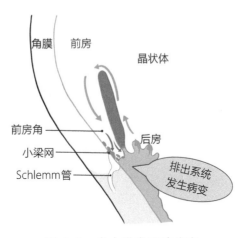

角膜　前房

晶状体

前房角

后房

小梁网

Schlemm管

排出系统
发生病变

图 6-2　房水排出系统病变

无任何自觉症状，直到晚期视功能损害严重时才发现。原发性开角型青光眼具有较明显的遗传倾向，病理性眼压升高是其主要危险因素。

4. 什么是新生血管性青光眼?

新生血管性青光眼(NVG)是临床上常见的一类青光眼，继发于广泛性视网膜缺血，如视网膜静脉阻塞、糖网之后的难治性青光眼，主要与引起眼部缺氧(尤其是眼后节缺氧为主)的血管性疾病相关，具有较强的破坏性和较高的致盲性，占到所有青光眼患者中的3.9%~6.7%。这种青光眼是以虹膜和房角新生血管为特征表现，因此称之为新生血管性青光眼。

当糖尿病患者血糖控制不佳时，视网膜中的血管受到损伤，会造成视网膜供血供氧不足，机体会产生血管内皮生长因子(VEGF)。VEGF在眼内会诱导视网膜和虹膜产生新生血管，当虹膜的新生血管延伸到了房角的位置，就会堵塞眼内房水的引流通道，导致眼压升高，引起青光眼(图6-3)。

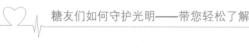
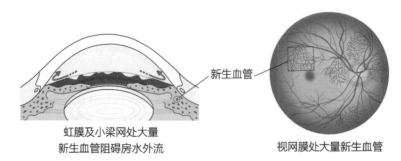

新生血管

虹膜及小梁网处大量
新生血管阻碍房水外流

视网膜处大量新生血管

图6-3　新生血管性青光眼

新生血管性青光眼的发病原因包括糖网、视网膜中央静脉阻塞及眼缺血综合征。绝大部分的新生血管性青光眼都是由于视网膜缺血所致，而高眼压导致视网膜缺血进一步加剧，形成一个恶性循环，最终房角功能受损严重，丧失视力。除此之外，新生血管性青光眼的发生还与眼内炎症、眼内肿瘤、葡萄膜炎、眼部放射性照射有关。

5. 为什么糖尿病引起的新生血管性青光眼被称为难治性青光眼?

难治性青光眼一般是指药物难以控制眼压的青光眼、既往滤过性手术失败的青光眼、无晶状体青光眼、青少年型青光眼、某些继发性青光眼以及新生血管性青光眼等。

糖尿病引起的新生血管性青光眼是糖尿病严重的眼部并发症，是一种典型的难治性青光眼。常继发于眼部及全身血管性疾病，该病治疗成功率低、效果不佳，通常双眼都会发生，严重影响患者视功能。难治性青光眼最大的危害是会导致不可逆性视力丧失，并伴有持续严重的眼球胀痛。因此尽早、定期进行眼部检查，积极治疗原发病及眼部缺血性疾病，是预防其发展成难治性青光眼的关键。

本病治疗比较棘手，虽然局部使用药物可以缓解症状，但仍难以控制病情发展，一旦发现视网膜有缺血现象时，应考虑做全视网膜光凝术，以预防虹膜新生血管的发生。玻璃体腔注射抗 VEGF 药物能有效减少新生血管的活动性，促进虹膜和房角新生血管的消退，有效地控制眼压。

6. 新生血管性青光眼有哪些表现呢?

新生血管性青光眼疾病前期纤维血管膜封闭了房水外流通道，后期纤维血管膜收缩牵拉，使房角关闭，引起眼压升高和剧烈头痛。临床表现为眼部疼痛、畏光、眼压升高、眼压可达 60 mmHg 以上、结膜重度充血、虹膜可见新生血管，同时伴有持续的眼部充血、角膜水肿、瞳孔散大、眼球血管膜外翻等，房角内有不同程度的周边前粘连，视力常常只有眼前指数或手动，甚至失明(图6-4)。

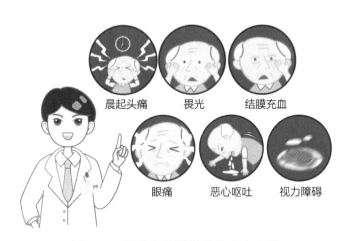

图 6-4　新生血管性青光眼临床症状

7. 新生血管性青光眼的临床分期有哪些?

不同时期的新生血管性青光眼,临床表现各有特点,根据新生血管对房角和眼压的影响,临床上一般将新生血管性青光眼分为三期。

表 6-1　新生血管性青光眼的临床分期

分期	名称	临床表现
Ⅰ期	青光眼前期	虹膜或前房出现新生血管,但由于尚未危及房角功能,眼压正常,患者可以无症状
Ⅱ期	开角型青光眼期	房角无关闭,但新生血管膜伸进小梁网,小梁网功能受损,眼压升高
Ⅲ期	闭角型青光眼期	新生血管膜收缩,房角粘连、关闭、眼压急剧升高

新生血管性青光眼是临床治疗比较棘手的一类青光眼,晚期通常表现为难以控制的高眼压、剧烈眼痛、视力明显下降、虹膜和房角大量新生血管形成,治疗的根本是要在疾病的早期及时解决眼底缺血缺氧的状况。了解新生血管性青光眼的分期,以便于早预防、早诊断、早治疗,最大限度地保存视功能。

8. 青光眼滤过术后如何按摩眼球?

青光眼滤过性手术后眼球表面形成的外引流通道,又称滤过泡,促进和维持功能性滤过泡形成是保证手术成功的关键。维持好功能性滤过泡让房水流出通道保持通畅,就好比挖好运河后,需要驾船者主动维护河道清洁,才能保持运输畅通无阻是一个道理。在青光眼滤过术后早期滤过泡及巩膜瓣未形成瘢痕之前,早期实施眼球按摩可以帮助我们评估滤过道的通畅程度、分离手术创面的粘连、降低滤过手术眼的眼内压、保持滤过泡的功能,较好地控制术后眼压。

(1)眼球按摩方法

依据患者术后滤过通道、滤过泡和眼压情况,根据医嘱开始眼球按摩,嘱患者双眼眼球向下注视,按压位置为滤过泡位置对侧上眼睑,施加向眼球壁球心方向的中等力度。按摩后嘱患者闭眼休息,睡觉时避免压迫患眼。正常眼球硬度约等于鼻头硬度,通常形容眼球硬度:软如唇示眼压低;韧如鼻示眼压正常;硬如额示眼压高(图6-5)。

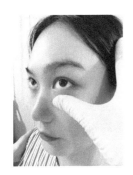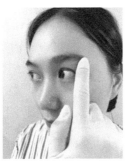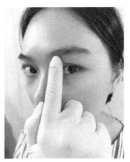

图6-5 眼球按摩方法

术后1周患者均在医院进行按摩,由受过专业训练的护士进行操作,此期间向医护人员详细了解眼球按摩力度和注意事项,严格遵医嘱进行眼球按摩,医护人员采用口头讲解、亲身示范、视频播放等多种方法,指导患者及家属掌握正确的眼部按摩方法,教学完成后患者本人和家属自行练习,待其可熟练掌握按摩方法后方可自行进行眼球按摩。

(2)眼球按摩过程中的注意事项

①选择正确的按摩部位,要保持均匀、适度的力度,禁止用力过猛,护士应让患者感受到眼球压迫的力度,便于患者出院后自行按摩时对按摩力度的把握。

②密切观察前房，以防按摩不当导致并发症的发生。一旦出现前房消失、出血及切口渗血等并发症，应立即停止眼球按摩，及时报告医生进行处理。

③密切观察眼压下降的情况，及时对按摩的力度、时间、次数等情况进行调整。

④青光眼滤过术后1~2个月是创口的炎症愈合期，如果错过了这个关键时期，待到瘢痕形成后，眼球按摩的意义大大减小了，也许只能用来评估滤过道的通畅程度。

眼球按摩可提高青光眼滤过手术的成功率，是一种可反复使用并且简便有效的辅助治疗方法。我们通过术后密切观察，早期实施眼球按摩，能保持滤过道通畅，维持良好的前房，较好地控制术后眼压。眼球按摩一定要遵医嘱进行，根据患者自身的情况来调整按摩时间和频次。

9. 新生血管性青光眼的药物治疗方式有哪些?

新生血管性青光眼治疗的目的是通过药物或手术控制眼压，最大限度地保存患者的视功能，缓解症状，提高患者舒适度。目前主要的药物治疗方法如下。

(1)降眼压治疗

主要目的是减少房水生成，但由于局部用药产生的效果有限，往往需要联合全身应用脱水剂及碳酸酐酶抑制剂(表6-2)。

表6-2　常见的降眼压药物

类型	代表药物	作用途径	注意事项
拟副交感神经药物 (缩瞳剂)	毛果芸香碱 (匹鲁卡品)	增加小梁引流的作用	会引起瞳孔痉挛、虹膜后粘连及加重白内障

续表6-2

类型	代表药物	作用途径	注意事项
β肾上腺素受体拮抗剂	噻吗酰胺（噻吗洛尔）	减少房水生成	禁用于窦性心动过缓、中度以上房室传导阻滞、充血性心力衰竭、支气管痉挛和哮喘等全身疾病患者
α_2肾上腺素受体激动剂	0.2%酒石酸溴莫尼定（阿法根）	减少房水生成及房水外流	口干、嗜睡、疲劳感等
碳酸酐酶抑制剂	口服：醋甲唑胺 滴眼液：1%布林佐胺（派立明）	直接抑制睫状上皮细胞的碳酸酐酶，从而减少房水的生成	长期使用可引起低钾血症和尿路结石
前列腺素类药物	0.004%曲伏前列素	增加房水从葡萄膜—巩膜通道引流	长期使用会引起皮肤色素沉着
高渗剂	口服：50%甘油盐水 静滴：20%甘露醇	通过提高血浆渗透压使眼球内脱水	严重心、肺、肾功能不全或者严重脱水和水电解质紊乱的患者应禁用

（2）抗炎治疗

应用抗炎滴眼液和睫状肌麻痹剂(阿托品)。

（3）其他辅助治疗

局部应用氯化钠滴眼液和眼膏，减轻角膜水肿，缓解疼痛等。

（4）其他治疗方法

进行手术前后，积极治疗原发疾病，早期进行视网膜激光光凝以及抗VEGF治疗，可以使虹膜新生血管消退，为后续手术创造条件。

10. 新生血管性青光眼的手术治疗方式有哪些?

新生血管性青光眼治疗的方法是降低或控制眼压, 促进房水排出。目前常用的手术治疗方式主要有以下几种(图6-6)。

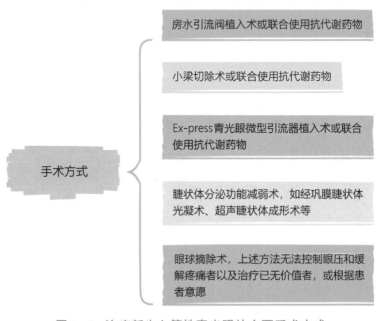

房水引流阀植入术或联合使用抗代谢药物

小梁切除术或联合使用抗代谢药物

Ex-press青光眼微型引流器植入术或联合使用抗代谢药物

手术方式

睫状体分泌功能减弱术, 如经巩膜睫状体光凝术、超声睫状体成形术等

眼球摘除术, 上述方法无法控制眼压和缓解疼痛者以及治疗已无价值者, 或根据患者意愿

图 6-6 治疗新生血管性青光眼的主要手术方式

对于合并白内障、玻璃体积血等情况无法完成全视网膜激光光凝(PRP)术的患者, 可根据病情考虑进行抗青光眼手术+白内障手术+玻璃体切除手术联合眼内PRP。抗VEGF治疗可使虹膜新生血管消退, 为青光眼手术创造条件。有研究显示, 早期玻璃体腔注射抗VEGF联合眼底激光光凝治疗, 可有效提高患者的视力, 改善微循环, 降低眼压, 恢复视网膜功能。针对以糖网、缺血型视网膜中央静脉阻塞为病因的新生血管性青光眼, 应采取PRP和抗VEGF联合治疗。

目前，眼科医生在新生血管性青光眼治疗方面已经积累了一定的经验，新生血管性青光眼可采取多种治疗方法联合的方式进行治疗。对高危人群定期随访，积极治疗相关的全身和眼部疾病，加强血糖、血脂、血压的管理和控制，早发现、早治疗仍然是新生血管性青光眼患者治疗的关键。

11. 新生血管性青光眼手术失败后能再次手术吗?

新生血管性青光眼的治疗比较棘手，往往需要长期进行治疗。手术前医生会根据患者的眼部情况制定最佳的治疗方案，最大限度地保留患者的视功能。但有些患者进行青光眼手术后眼压仍居高不下，视功能继续受到损害，在经过各种药物和其他手段治疗后效果依然不佳时，会考虑再次手术。抗青光眼手术失败的常见原因参考如下(图6-7)。

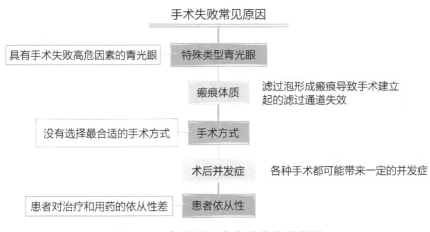

图6-7　青光眼手术失败的常见原因

需要再次手术的新生血管性青光眼患者手术部位往往更难选择，应慎重考虑。对于已无光感的绝对期青光眼，可考虑进行睫状体冷凝术或光凝术，以破坏睫状体、减少房水的生成而达到降低眼压和减轻疼痛的目的。绝对期青光眼经上述处理仍不能缓解疼痛时可考虑进行眼球摘除术。

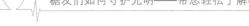

12. 两次手术需要间隔多久?

青光眼手术后的短期时间内如果眼压升高,可以通过激光断线或按摩眼球的方法来降低眼压。如果眼压升高发生在青光眼手术后较长一段时间的话,可能就需要使用降眼压药物来维持眼压稳定了。只有在药物无法有效降低眼压而视神经损伤在不断进展的情况下,医生才会考虑再次进行青光眼手术。

当青光眼手术后发生了一些相关的并发症,比如滤过泡漏、滤过过于通畅、恶性青光眼、脉络膜脱离、引流盘周纤维瘢痕化、引流管阻塞等,医生一般首先会使用非手术的办法来处理这些情况,大部分的问题都能得到解决,但有一小部分患者的并发症通过保守治疗无法得到控制,这时候患者需要马上接受再次手术,否则会造成严重的后果。

青光眼手术有可能会加速白内障的发展,当患者的眼压控制良好,但视力下降明显的时候就需要考虑白内障的可能了。曾有青光眼手术史的患者白内障手术难度相对会比较大,因此建议不要等到白内障很严重的时候再做手术,这样手术操作时间和恢复时间都会比较长。

13. 新生血管性青光眼术后并发症有哪些?

青光眼手术是治疗青光眼的重要手段之一,手术的目的在于:降低眼压、预防眼压再次升高、缓解和消除疼痛、保存或维持视野。虽然现代眼科显微手术技术的发展日新月异,但不管什么手术,都存在风险,术后并发症也是时有发生的(图6-8)。

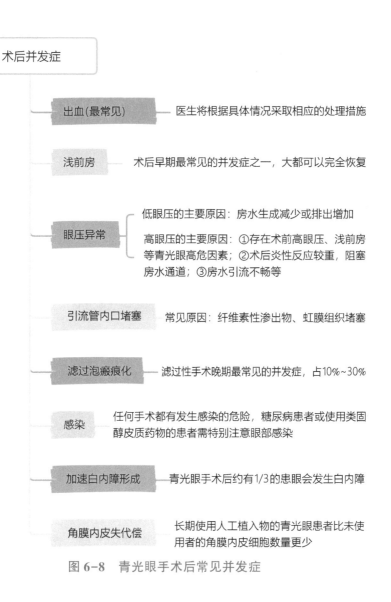

图 6-8　青光眼手术后常见并发症

14. 新生血管性青光眼可以根治吗?

以现在的医疗水平来说,新生血管性青光眼的治疗只能尽量控制病情发展,暂时没有根治的办法。新生血管性青光眼病因复杂,多达 40 余种。

研究表明，新生血管性青光眼发病原因43%与糖尿病有关，37%与视网膜中央静脉阻塞有关。新生血管性青光眼的治疗是一个长期甚至终身的治疗过程，关键在于早期发现虹膜新生血管并及时进行处理，一旦发展为新生血管性青光眼，虹膜布满新生血管，则治疗非常棘手(图6-9)。

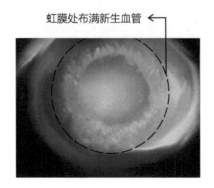

虹膜处布满新生血管 ←

图6-9　新生血管性青光眼

新生血管性青光眼由于其治疗成功率低、效果不佳，加之双眼都有可能发病，可能需要长期进行药物治疗，甚至再次或多次进行手术。目前，新生血管性青光眼治疗的主要原则是保存视功能，将抗VGCF治疗和青光眼手术治疗作为关键手段，与此同时积极治疗原发病。综合治疗措施主要包括PRP、抗VEGF治疗、抗青光眼治疗和治疗原发疾病。

新生血管性青光眼属于终身性眼病并且不能治愈，患病高危人群应定期随诊发现问题及早干预，尽可能延缓疾病的进展。在治疗过程中患者应充分信任医生，积极配合治疗。

15. 如何预防新生血管性青光眼？

随着对新生血管性青光眼进一步的研究发现，只有对高危人群提高警惕，定期随诊筛查，早期确认患者视网膜缺血状态，及时作出早期诊断及治疗，尽量减缓青光眼病程进展，最大限度地保存现有的视力，才是主要的预防与治疗青光眼的目的。

PRP 术是预防发生虹膜新生血管和新生血管性青光眼最有效的方法，它可以使新生血管消退，降低新生血管性青光眼的发生率。对于患有糖网、视网膜中央静脉阻塞、颈动脉阻塞性疾病等患者发现视网膜有缺血现象或黄斑水肿应考虑 PRP 术(图 6-10)。

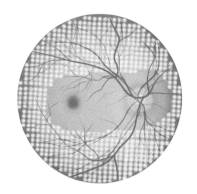

图 6-10　全视网膜激光光凝(PRP)术

糖网是继发新生血管性青光眼的主要原因之一，有些患者往往还伴有高血压、高血脂等全身血管性疾病。因此，预防新生血管性青光眼首先应积极治疗原发疾病，控制好血糖、血脂、血压等，定期进行眼科检查，只有早发现、早治疗才能最大限度地预防新生血管性青光眼的发生。

16. 新生血管性青光眼患者有什么居家注意事项?

新生血管性青光眼患者要科学安排日常起居，养成良好的生活习惯。在日常护理方面需要注意控制好血糖、血脂、血压等。

（1）合理膳食

多食富含维生素的食物，如蔬菜、水果，增加富含粗纤维食物的摄入，防止便秘。饮水应注意少量多次饮用，不宜一次饮水过多，一般每次饮水量不超过300 mL（图6-11），避免饮用浓茶、咖啡等刺激性饮料，戒烟酒。手术后3个月切忌"大补"，在保证基本营养的前提下，以清淡饮食为主，预防滤过通道瘢痕化。糖尿病、高血压病患者要注意低盐低脂饮食。

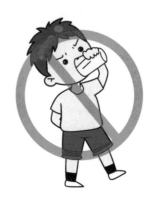

图6-11　青光眼患者请勿大量饮水

（2）科学运动

新生血管性青光眼患者可以进行适当的体育锻炼（如散步、慢跑、做操等），但要避免一些剧烈的运动（如踢球、打篮球、器械健身等）以及需要憋气的张力性运动（如倒立动作、举重、俯卧撑、仰卧起坐等）。合理地选择适当的运动，对保持身心健康是很有好处的。

（3）规范用药

通常来说，新生血管性青光眼患者需要终身用药，正确掌握用药方法非常重要，患者需要注意：①严格按照医嘱用药，切忌随便少用或停用药物；②掌握正确的点眼药方法和药物保存方法；③学习药物知识，了解自己的用药，学会监测用药后反应。

（4）定期复查

专家指出，青光眼一旦确诊，就需要终身定期进行随访复诊。即使经过药物或手术治疗后患者的眼压得到满意控制，但体内外因素的影响可导致病情的反复。所以眼压得到控制只是暂时性的、阶段性的，患者仍需定期随诊复查，及时调整治疗方案，观察眼部病情变化。

（5）情绪管理

新生血管性青光眼病情复杂，治疗难度大，容易导致患者出现消极悲观情绪和焦虑抑郁心理。良好的情绪是健康的基础，情绪的波动会带来眼压的波动，因此患者一定要学会管理好自己的情绪，保持心态平稳，加强沟通与交流、减轻压力，避免情绪大起大落，也可寻找一些自我减压的方法（如写日记、听音乐、品尝美食等）。

17. 为什么说开角型青光眼是"隐形的视力小偷"？

相较于闭角型青光眼发作时明显的临床症状和体征，开角型青光眼发病更为隐匿，由于病情进展极为缓慢，故早期不易被诊断，是名副其实的"隐形的视力小偷"。

开角型青光眼发病早期可无任何症状，容易被患者忽略。只有当病变发展到一定程度时，才有轻度的眼胀眼痛、视疲劳和头痛。有些患者可能因眼压升高出现明显的视力下降和（或）视野缺损才前往医院就诊（图6-12），此时青光眼往往已经进展至中晚期，视功能已遭受严重损害。

开角型青光眼就如同"小偷"一般，将患者视力悄悄偷走而让人无法察觉，具有极大的隐蔽性和危险性，因此，定期进行眼科检查至关重要，只有尽早采取相应措施才能尽可能保护患者的视功能。

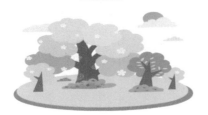
正常视野

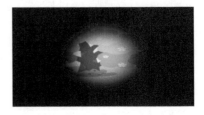
管状视野

图6-12　正常视野和管状视野

18. 开角型青光眼应如何治疗？

开角型青光眼的治疗目的是降低眼压，以达到目标眼压（靶眼压）为宜，尽可能地阻止青光眼的病程进展。降低眼压的治疗方法包括药物治疗、激光治疗和手术治疗，对已有明显视神经和视野损害的患者降低眼压的同时应重视视神经保护治疗。一般先局部用药控制眼压，若药物无法控制，再考虑使用激光光凝或手术来控制眼压。

（1）药物治疗

药物治疗是开角型青光眼的首选治疗方法，目前治疗的主要药物如表6-3所示。

表6-3　开角型青光眼常用药物

药物分类	代表药物	作用机制
前列腺素类衍生物	拉坦前列腺素（适利达） 曲伏前列腺素（苏为坦） 贝美前列腺素（卢美根）	增加葡萄膜巩膜途径房水外流
β肾上腺素受体拮抗剂	噻吗洛尔、倍他洛尔	减少房水生成

续表6-3

药物分类	代表药物	作用机制
α_2肾上腺素受体激动剂	溴莫尼定(阿法根)	既可以减少房水生成，又能增加葡萄膜巩膜途径房水外流
碳酸酐酶抑制剂	布林佐胺(派立明)醋甲唑胺	减少房水生成
拟胆碱能药物	毛果芸香碱	增加房水外流

在现有的降眼压药物中，单一药物的治疗只能使25%~50%的患者眼压达到目标眼压。当单一抗青光眼药物不能有效控制疾病发展时，医生可以根据病情更换或者联合用药。联合用药可分为两种：一种是将两种或者两种以上不同作用机制的药物，制成固定的配方和浓度使用；另一种是搭配两种或者两种以上的不同药物，分别遵医嘱按时、按量使用。

（2）激光治疗

氩激光小梁成形术(ALT)和选择性小梁成形术(SLT)都是用于治疗开角型青光眼的激光治疗手段。它们的目的都是通过改变眼内的房水排出结构以增加房水的排出，从而降低眼压。①ALT：这种方式通过对小梁网的部分区域进行激光处理，使其收缩和改变孔径形态，以增加房水的排出通道。这种手术在大多数患者中能有效地降低眼压，但效果可能随着时间的推移而减弱。ALT的一个限制是，每只眼睛只能接受有限次数的ALT，因为每次手术都可能导致小梁网膜的一部分瘢痕化。②SLT：与ALT相比，SLT采用了一种不同类型的激光，它能够针对特定的色素细胞进行处理，而不会对周围的组织造成太大损伤。这种手术对小梁网膜的瘢痕化影响较小，因此可以重复进行。

（3）手术治疗

实施青光眼手术的主要目的是降低眼压，保持现有的视功能，而不是提高视力。对于药物治疗或激光治疗后仍不能达到目标眼压、视神经形态损伤或视野损伤进展的患者,可考虑手术治疗,目前小梁切除术仍然是开角型青光眼手术治疗的首选手术方式。

19. 开角型青光眼如何设定目标眼压?

目标眼压是指把青光眼患者的眼压降到能确保视神经损害不再进展,视野损害不再恶化的程度,又称安全眼压或理想眼压。在青光眼现有的治疗中,眼压是造成青光眼损害最主要的因素,也是唯一可以进行干预、判断疗效的重要临床指标。

正常眼压值范围是 10~21 mmHg,那么是否把眼压控制在正常范围内就可以"高枕无忧"了呢?其实不然,有些青光眼患者发病期间眼压一直都在"正常眼压"范围,但视神经纤维层损害和视野缺损一直在进行性发展,故青光眼患者不应只满足于把眼压控制在正常范围内。目标眼压要依据患者的年龄、病情等因素,由医生综合考虑后针对性地制定个体治疗方案来设定。设定目标眼压时应考虑以下因素(图 6-13)。

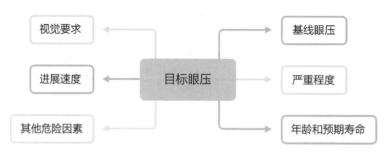

图 6-13 设定目标眼压的考虑因素

青光眼引起的视神经萎缩和视功能损伤是不可逆的,其治疗的主要目的是保存原有的视功能,最重要的治疗方法是降低眼压并对视神经进行保护性治疗，所以青光眼患者的目标眼压范围是因人而异的，由眼科医生综合考虑。

20. 哪些危险因素可引起开角型青光眼？

青光眼是全球首位不可逆的致盲性眼病，随着获得性近视等发病率的提高和人口老龄化加重等原因，青光眼患病率呈逐年增长的趋势。开角型青光眼是原发性开角型青光眼常见的一种类型，主要特点是眼压升高、房角始终开放。

目前开角型青光眼的病因和发病机制尚不明确，但普遍认为与眼压、年龄、青光眼家族史等危险因素密切相关（图 6-14）。病理性眼压的升高是开角型青光眼的主要危险因素。

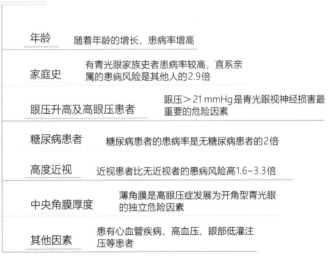

危险因素

年龄	随着年龄的增长，患病率增高
家庭史	有青光眼家族史者患病率较高，直系亲属的患病风险是其他人的2.9倍
眼压升高及高眼压患者	眼压＞21 mmHg是青光眼视神经损害最重要的危险因素
糖尿病患者	糖尿病患者的患病率是无糖尿病患者的2倍
高度近视	近视患者比无近视者的患病风险高1.6~3.3倍
中央角膜厚度	薄角膜是高眼压症发展为开角型青光眼的独立危险因素
其他因素	患有心血管疾病、高血压、眼部低灌注压等患者

图 6-14 开角型青光眼的危险因素分析

113

21. 青光眼手术后是否需要"大补"?

青光眼手术后,总有患者或家属询问:手术后能吃补品吗?亲朋好友送来了鹿茸、财鱼和人参,能吃吗?

在回答这个问题前,我们首先了解一下青光眼手术的机制和原理。青光眼手术是通过在眼球表面重新建立一个新的房水流出通道,使眼内的房水能够顺利地引流到巩膜壁表面,从而达到降低眼压的目的(图6-15)。因此,术后房水引流通道是否通畅对于手术的成功至关重要。由于高蛋白食品以及促进组织愈合的中药(如人参、当归等)会引起滤过通道瘢痕化,从而可能导致新的房水流出通道被阻塞,使眼压再度升高。有研究指出,丹参、鹿茸等活血化瘀的药物,可能导致或加重术后前房积血的情况。因此,青光眼患者术后应避免食用各种促进伤口愈合以及活血化瘀的食物或者药物。

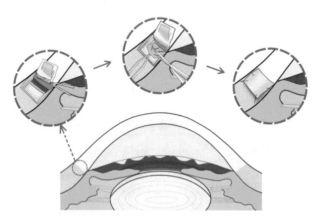

图6-15 青光眼滤过性手术

青光眼合并糖尿病的患者手术后在饮食方面需要注意,保持清淡饮食,以新鲜蔬菜、豆制品、水果等为主,可适当进食肉类、蛋、牛奶等,但切忌

"大补"。同时结合自身糖尿病情况，选择低糖食物，避免因血糖升高而影响手术效果。

22. 青光眼患者为什么要定期复诊?

青光眼是一种终身的、慢性进行性的视神经疾病，即便采取合理有效的针对性治疗使眼压暂时性平稳，但控制眼压并不意味着治疗的结束。在病情得到缓解后，青光眼患者随意终止治疗将会加剧疾病的进程。我们要明白青光眼不是一次看诊、一次用药、一次激光治疗和一次手术就可以解决根本问题的，它需要长期的配合和维护，以最大限度地保留患者的视功能。

有调查发现，青光眼患者术后复诊率较低，且复诊率随时间延长而下降。有些患者刚开始就诊时青光眼还处于疾病的早期阶段，但由于对疾病的认知不够，或忙于工作和生活，未能按时到门诊复诊，等到再来就医时青光眼已经发展到中晚期，视功能受到了严重损害。

青光眼的复诊和病程全程管理至关重要，关乎疾病的防治效果及预后，方便医生根据患者的实时病程及时调整治疗方案，只有平稳地降低眼压、减少眼压波动才是目前公认的治疗青光眼的有效方法。

第七章
糖尿病性角膜病变

1. 什么是干眼?

干眼是一种多因素引起的慢性眼表疾病,是由泪液的质、量及动力学异常导致的泪膜不稳定或眼表微环境失衡,可伴有眼表炎症反应、组织损伤及神经异常,造成眼部多种不适症状或视功能障碍(图7-1)。

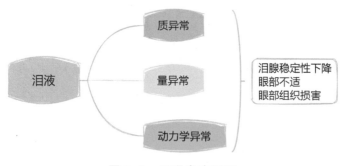

图 7-1　干眼发病原因

从干眼的定义理解,干眼就是眼球的表面缺少滋润的泪液。实际上泪液并非简单的水样液体,它是由泪腺、副泪腺和睑板腺及结膜杯状细胞共同分泌组成的一种弱碱性透明液体,其主要由黏液(黏蛋白)、浆液(水液)和脂质组成(图7-2)。这三种成分有机地分布在眼球表面,形成泪膜,可以起到润滑眼球、防止角结膜干燥，保持角膜光学特性、供给角膜氧气与营养、防止病原微生物的侵袭等作用。

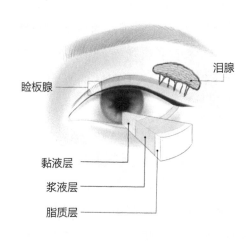

图 7-2　泪液的组成

按照泪液的主要成分及泪液动力学因素，干眼可以分为以下几类（表 7-1）。

表 7-1　干眼的类型

干眼类型	病理
浆液缺乏型	浆液性泪液分泌不足和(或)质的异常
脂质缺乏型	脂质层的质或量的异常
黏蛋白异常型	各种因素造成眼表上皮细胞受损
泪液动力学异常型	泪液动力学异常引起
混合型	以上两种或两种以上的原因引起

2. 糖尿病为什么会引起干眼?

糖尿病是一种以血糖升高和代谢紊乱为特征的慢性代谢性疾病,若血糖长期控制不佳,严重影响机体正常代谢、免疫反应和细胞凋亡,从而导致眼表结构的改变,诱发干眼。糖尿病对眼睛的影响,大家更多关注的是眼底病变,其实糖尿病造成眼表疾病也非常多,糖尿病患者的角膜神经敏感度下降,使得干眼体征明显而症状较轻或缺如,容易被大家忽略。

随着对干眼的病因和病理机制的研究发现,糖尿病患者比较容易出现眼睛干涩、灼热感、异物感以及角膜上皮的改变,干眼的发病率也是非糖尿病患者的 1.15 倍。糖尿病患者发生干眼的主要原因有:①糖尿病患者的周围神经病变可损伤角膜神经,使角膜知觉和基础泪液分泌下降,眼表面黏蛋白的分泌减少;②糖代谢异常及泪液 pH 改变可能影响泪膜的调节。

3. 糖尿病相关干眼有哪些典型症状?

据《中国干眼专家共识(2020 年)》统计,我国干眼发病率为 21% ~ 30%,估计至少有 3 亿人患病,也就是说大概每 10 个人里,就可能有 2 ~ 3 个人患有干眼。尽管"干眼"听起来是一种相对无害的疾病,但其症状可能令患者非常痛苦,其主要症状有眼睛干涩、瘙痒、灼痛、有异物感、视物模糊、视物疲劳、畏风、畏光、分泌物增多、反射性流泪等,严重的情况还会失明(图 7-3)。

干眼会对人们驾驶、阅读、使用电子产品以及日常生活造成影响,容易产生不良情绪,导致工作效率降低。早期识别干眼的临床症状,有针对性地进行治疗,能够提升患者的生活质量。

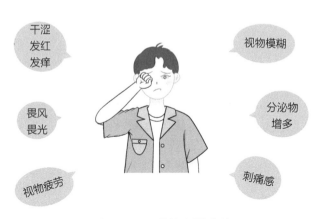

图 7-3　干眼的主要症状

4. 干眼的危险因素有哪些?

干眼的病因非常复杂, 即使同一个患者也可能由多种因素引起, 在疾病的进展过程中还可能有其他因素的加入, 常见的发病原因和危险因素如下。

(1) 全身因素

很多全身性疾病, 尤其是免疫系统及内分泌系统疾病会导致干眼, 如 Stevens-Johnson 综合征、各种结缔组织和胶原血管病、严重的肝功能异常、甲状腺功能异常、糖尿病及痛风等, 更年期后的女性患病较为普遍, 其他如维生素 A 缺乏、雄激素缺乏等疾病也易导致干眼。

(2) 局部因素

包括局部感染及免疫相关疾病, 如感染性结膜炎、过敏性结膜炎, 泪腺、睑板腺、眼表上皮细胞及角膜神经功能异常, 螨虫性睑缘炎、睑缘结构异常等; 各种原因引起的泪液动力学异常, 如眼睑皮肤及结膜松弛症、泪阜部增生、眼睑痉挛、眼型痤疮等。

（3）环境因素

包括空气污染、光污染、射线、高海拔、低湿度及强风力等。

（4）生活方式相关因素

如长时间操作视频终端、户外活动少、长时间近距离平面固视、睡眠不足、使用空调、吸烟、长期配戴角膜接触镜、眼部化妆及长时间驾驶等。

（5）手术相关因素

包括各种手术导致泪腺、副泪腺、睑板腺、眼表上皮细胞、角膜上皮基底膜下神经纤维丛损伤及缺失；各种手术引起泪液动力学异常，如泪道管径扩大、泪小点位置异常、睑缘缺损等。激光角膜屈光手术、白内障手术等导致干眼的发生率较高，大部分患者于术后 3~6 个月恢复，但少数患者可以持续较长时间。

（6）药物相关因素

包括全身用药及局部用药。全身用药，如更年期补充激素，服用抗抑郁、抗组织胺、抗胆碱、抗精神病药物以及异维 A 酸药物、利尿药、避孕药、全身化疗药物等；局部用药，如眼部使用消毒剂、抗病毒药物、抗青光眼药物及含防腐剂滴眼液、眼膏等。

（7）其他因素

焦虑、抑郁等情绪也会导致干眼。

5. 确诊干眼需要做哪些检查？

确诊干眼通常包括评估和检查两个方面。评估主要以问诊（医生询问病史）和问卷（干眼问卷、眼表疾病指数量表等）的形式展开，而检查主要是以眼科相关的一些仪器设备进行辅助诊断（如泪膜稳定性检测、泪液分泌量检测、眼表细胞染色等）。若是初次就诊，可以参考图 7-4 干眼诊断流程。

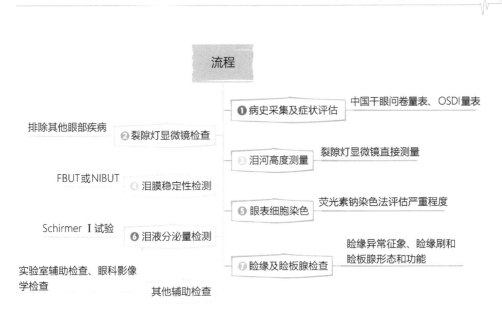

图 7-4　干眼诊断流程

6. 干眼的药物治疗方式有哪些?

干眼是一种常见的眼部疾病,随着手机、电脑、电视等电子产品的广泛使用以及居住、办公环境空调设施的普及,干眼发生率呈现逐年升高并伴有年轻化的趋势。目前干眼的治疗方法主要有药物治疗、物理治疗和手术治疗。药物治疗主要有以下几类。

(1)润滑眼表和促进修复

润滑眼表和促进修复类药物见表 7-2。

表 7-2　润滑眼表和促进修复类药物

药物类型	作用途径
人工泪液	人工泪液是干眼治疗的一线用药,适用于各种类型干眼
促进泪液分泌	主要药物有地夸磷索钠,其作用原理是刺激眼表上皮细胞分泌黏蛋白,对浆液和脂质的分泌也具有一定促进作用

续表7-2

药物类型	作用途径
促进眼表修复	以成纤维细胞生长因子、表皮生长因子、维生素A等为主要有效成分的滴眼液,具有促进上皮增生、维护眼表微环境的作用
眼用血清制剂	自体血清和小牛血去蛋白提取物眼部制剂中含有各种生物活性成分,主要作用是促进眼表上皮修复,改善眼表微环境

(2)抗炎治疗

目前临床应用的抗炎药物主要包括4类,即糖皮质激素、非甾体抗炎药(NSAIDS)、免疫抑制剂以及部分抗生素类药物。这4类药物的作用机制及药物效能不同,因此在选择抗炎药物时应充分发挥各类药物的优势,尽量减少不良反应的发生,根据情况可以考虑联合用药(表7-3)。

表7-3 抗炎药物

药物类型	作用途径
糖皮质激素	用于伴眼部炎性反应的中、重度干眼。使用原则为低浓度、短疗程,炎性反应控制后缓慢停药
非甾体抗炎药	非类固醇激素类抗炎药物,具有外周镇痛及消炎作用,抗炎作用低于糖皮质激素。适用于轻、中度干眼的抗炎治疗,也可用于中、重度干眼维持期的治疗
免疫抑制剂	主要适用于伴眼部炎性反应的中、重度干眼,尤其适用于免疫相关性干眼
部分抗菌药物	部分抗生素如四环素、阿奇霉素及夫西地酸等,具有抗菌效果的同时兼有一定抗炎作用

(4)抗菌药物治疗

主要分为局部用药和全身用药(表7-4)。

表 7-4 抗菌药物

作用范围	药物类型	适用范围
局部用药	甲硝唑凝胶	适用于与蠕形螨或厌氧菌感染相关的睑缘炎及干眼
	红霉素或金霉素眼膏	主要用于睑缘炎和伴炎性反应的睑板腺功能障碍
全身用药	四环素类药物	用于脂质异常型干眼,可口服米诺环素、多西环素
	大环内酯类药物	适用于重度或难治型脂质异常型干眼,尤其对全身应用其他抗生素不耐受者可能有效

7. 干眼的物理治疗方式有哪些?

理疗是指通过物理手段(如声、光、冷、热、电、力等物理因子)作用于人体,以达到缓解患者不适症状和治疗疾病的目的,是现代医学与传统医学中非常重要的一部分。干眼治疗的理疗方式通常有以下几种。

(1)睑缘清洁

睑缘清洁对各种眼睑异常(尤其睑缘炎)相关干眼的治疗是十分重要的,通过正确的睑缘清洁可减少脂质等有害产物堆积,清除螨虫等相关病原体(图 7-5)。

(2)热敷熏蒸

通过局部加热使黏稠度增高的睑脂重新具有流动性,利于排出以改善或恢复睑板腺体功能(图 7-6)。

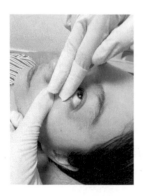

图 7-5　睑缘清洁

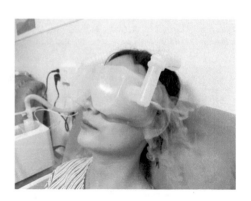

图 7-6　热敷熏蒸

（3）睑板腺按摩

睑板腺按摩包括家庭适用的手指按摩法和在医院进行的专业按摩，如玻棒法、睑板垫法、镊子挤压法等（图 7-7）。

（4）强脉冲光治疗

强脉冲光是一种相对较新的治疗睑板腺功能障碍导致脂质异常型干眼的方法，其可通过减轻睑缘炎性反应、热效应、杀菌除螨以及光调节作用等来缓解睑板腺功能障碍及干眼相关的症状和体征（图 7-8）。

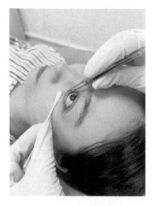

图 7-7　睑板腺按摩

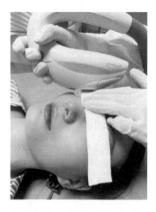

图 7-8　强脉冲光治疗

（5）热脉动治疗

可直接对上、下眼睑的睑结膜面进行加热，同时在眼睑皮肤面对睑板腺进行脉冲式按摩。其独特的设计避免了治疗时对角膜及眼球加热和挤压，大大提高了治疗的安全性和患者的依从性，适用于脂质异常型干眼。

8. 干眼的手术治疗方式有哪些？

通过不断地对干眼发病机制进行深入研究，其治疗方法也逐渐完善，干眼治疗的核心原则是：保护患者眼表结构及功能，改善炎症反应，保护视功能。在经过药物治疗和物理治疗后仍效果欠佳，甚至可能造成视力受损时，可以选择手术治疗(图 7-9)。

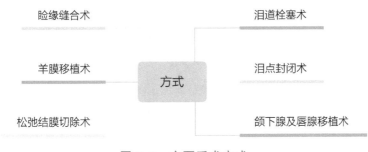

图 7-9　主要手术方式

9. 干眼容易反复发病吗？

干眼是指泪液的质或者量不足而导致的一类疾病，导致干眼的发病因素较多，即使是同一个人也有可能由多种因素联合引起，其发病主要与环境、生活习惯、年龄增长、眼部手术、睑板腺功能障碍、眼表疾病、免疫系统疾病、神经功能受损、糖尿病或使用药物等因素有关。由于泪膜功能的稳定性容易受到各种因素的影响，干眼治疗存在复杂性、顽固性、长期性、反复性等特点，因此部分患者误以为不能治愈甚至是"绝症"，心理负担极重，给心理、工作、学习等方面产生很大的困扰。

随着社会的发展，生活方式相关因素影响越来越大，干眼已成为一种慢性疾病，干眼的治疗贵在一个"养"字，在平常的工作生活中要建立良好的生活方式，注意用眼卫生，尽量不要过度用眼，改变用眼习惯。干眼虽然顽固且易反复，但可防可治，切勿过度紧张。随着近年来对干眼认识的加深，新的治疗方法不断涌现，干眼治疗有了更多的选择。

10. 我们要如何预防干眼呢?

眼干、眼痛、视物模糊、视物疲劳等主观症状不仅会导致干眼患者的生活质量和工作学习效率下降，还严重影响了患者的心理健康。我们可以采取以下措施来预防干眼。

(1)缓解眼部疲劳

预防视频显示终端相关干眼的首要措施是减少使用电子设备，增加用眼期间的休息时间。建议进行行为练习(如眨眼和"盲工作"练习)，使泪膜可以均匀地分布滋润眼球。学习工作中严格限制看电子屏的时间，可使用防眩屏减轻眼疲劳以及桌面加湿器改善局部用眼环境。

(2)注意用眼卫生

勤洗手，不要揉搓眼睛，避免传播病菌。女性在日常美容过程中，应选择正规合格的眼部化妆和卸妆产品，提高卫生意识。进行户外活动时应佩戴防紫外线的墨镜，避免阳光直射眼部。

(3)合理饮食

近年来研究表明，通过改变饮食和补充营养制剂可以预防和治疗包括干眼在内的一系列眼表疾病，针对与饮食因素相关的干眼，推荐地中海饮食结构。维生素 A 是抗干眼的重要因子，可多吃维生素 A 含量高的食物，如鱼子、蛋黄、胡萝卜、菠菜等。避免长期食用脂肪含量较高的食物，尽量减少甚至完全避免主动吸烟。

（4）减少空调使用

空调减少了空气中水分的含量，使泪液蒸发增加，容易导致眼睛干涩，使用空调要注意定时开窗通风，可建议戴湿房镜以减少泪液蒸发（图 7-10），或低频次点用人工泪液。此外，在供暖或空调制冷环境中使用加湿器，也可一定程度预防干眼发生或改善干眼症状。

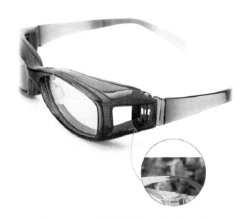

图 7-10　湿房镜减少泪液蒸发

（5）正确使用角膜接触镜

尽量减少或避免佩戴隐形眼镜，在佩戴时应选择合适的角膜接触镜，养成良好的戴镜和护理习惯，避免戴镜过夜（除角膜塑形镜外）和戴镜游泳。

（6）睡眠护理

改善睡眠质量，养成规律睡眠习惯。避免午后饮用咖啡、茶或酒，限制白天睡眠时长少于 30 分钟。

11. 干眼有哪些家庭护理小窍门呢?

随着电子产品更多地融入日常生活,人们每天都需要和电子屏幕打交道,时间一长,眼睛可能会出现干涩、痒、刺痛、视物模糊等症状,除了到医院治疗,我们在家也可以采取以下措施缓解症状。

(1)热敷

传统的居家热敷可帮助改善干眼症状(图7-11)。热敷时用45 ℃左右的毛巾覆盖双眼,坚持20分钟左右,可有效软化睑板腺分泌物,有利于睑板腺内睑脂的分泌与排出,促进眼周血液循环,减轻视疲劳。

(2)睑板腺按摩

热敷后进行10分钟左右的睑板腺按摩,可有效疏通睑板腺腺管,清除淤积的睑脂,改善眼睑局部血液循环,解决绝大多数干眼患者油脂分泌不足的问题。

(3)眨眼训练

日常生活中可通过眨眼训练改善不良眨眼模式,有助于缓解干眼症状。眨眼训练的五个步骤:轻闭眼2秒—睁眼—轻闭眼2秒—挤压双眼2秒—睁眼。

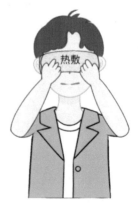

图7-11　眼部热敷

(4)眼球运动

眼球转动能消除眼睛疲劳,强化眼睛周围的肌肉。训练时眼球向上、下、左、右,或顺时针、逆时针的方向转动,或手部画圈时眼球随着手部转动,眼球转动的速度不宜过快或过猛。

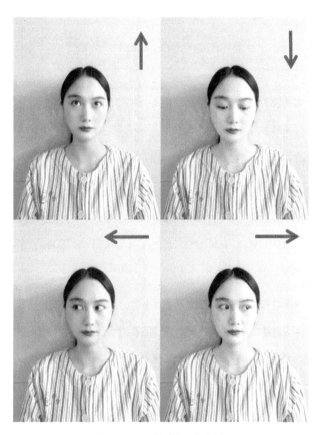

图 7-12　眼球运动方法

（5）改善生活环境

在过于干燥或者使用冷、暖气空调的地方，可以放置一盆水或者加湿器来增加湿度。避免长时间面对面使用吹风机或电风扇，减少眼部化妆品的使用，禁烟酒，或减少辛辣刺激性食物的摄入，外出时佩戴墨镜或防护镜。

（6）穴位按摩

睛明穴有助于疏通眼部血管和清神醒脑，按摩睛明穴对于缓解眼疲劳和眼干涩是很有帮助的。合谷穴能够有效祛除肝火，对于眼睛干涩眼疲劳有很好的缓解作用。按摩时手法要轻，不要过重，避免伤及皮肤。

12. 干眼防治误区有哪些?

由于社会大众对于干眼的认知不足及重视不够,对于干眼以及干眼的诊断与治疗还存在许多误区。

误区一:患了干眼会失明

很多患者担心干眼会导致失明,心理负担极重,在精神、工作、学习方面产生很大的困扰。其实只有极少数由于全身疾病引起的重度干眼才有可能致盲。干眼可防可治,大部分干眼患者在眼科医生的专业治疗下不会导致失明。

误区二:用滴眼液就可以"根治"干眼

干眼是多因素诱导的眼部常见病和多发病,市面上五花八门的滴眼液是无法根治的。改善干眼症状,患者往往需要治疗数月甚至更长时间。

干眼是一种慢性的身心疾病,存在复杂性、顽固性、长期性、反复性等特点,轻则会引起不适感,即眼干、眼痛等,降低患者的工作学习效率且影响生活质量;重度干眼由于病因复杂,诊断困难,若症状控制不佳易形成角膜溃疡,甚至穿孔、失明。干眼患者应该提高对干眼的正确认识,重视干眼的系统化治疗,保持良好的心态与依从性,与医生保持良好沟通,制定个性化治疗方案。

13. 糖尿病为什么会引起角膜病变?

糖尿病会对角膜的上皮细胞层、基质层和内皮层造成不同程度的损害,严重影响患者的视觉和生活质量。要想知道糖尿病引起角膜病变的原因,首先我们来了解一下什么是角膜。角膜是眼部主要的屈光介质，我们常将眼睛比作为一台照相机，而角膜就相当于照相机的镜头，角膜组织结构排列规则有序，由前往后可分为上皮细胞层、前弹力层、基质层、后弹力层和内皮细胞层(图 7-13)。角膜具有透明性及良好的自我保护和修复特性，能将光线清晰准确地聚焦至眼内，富含感觉神经，其营养代谢主要来自房水、泪膜和角膜缘血管网。

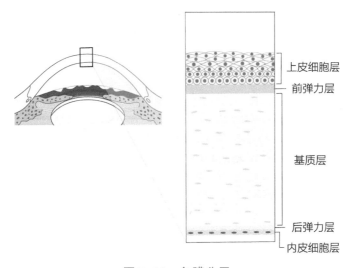

图 7-13　角膜分层

　　糖尿病角膜神经病变被认为是糖尿病周围神经病变的一种表现形式，由于糖尿病患者角膜内的神经纤维减少，导致很多糖尿病患者的角膜知觉减退、干眼、持续角膜上皮缺损、浅层点状角膜炎、角膜溃疡迁延不愈等，更有甚者还会导致角膜穿孔引起永久性的视力丧失。糖尿病会引起角膜病变与高血糖状态下基因表达异常、生长因子反应异常、神经营养因子异常、角膜神经末梢损害、干细胞功能障碍、氧化应激、炎症反应及免疫应答等过程相关。因此，糖尿病患者应该定期前往眼科门诊检查角膜情况，及时发现眼部病变并及早治疗，避免病情进一步的进展。

14. 糖尿病性角膜病变有哪些临床表现?

糖尿病患者如果发生了角膜病变,会出现角膜的知觉减退、眼睛干燥、持续性的角膜上皮缺损等症状,有些患者还会并发浅层点状角膜炎等疾病,严重者甚至会出现角膜穿孔等情况。糖尿病性角膜病变根据病变部位的不同,会有不同的临床表现(表7-5)。

表7-5　糖尿病性角膜病变的临床表现

病变类型	临床表现
上皮病变	表现为浅层点状角膜炎、持续性上皮缺损、反复上皮糜烂、慢性上皮炎、浅层角膜溃疡、表层点状角膜炎和丝状角膜炎
基质病变	角膜水肿,可导致临床测量眼压时数值过高
内皮病变	长期的高血糖状态会使内皮抵抗损伤及损伤后代偿修复能力减弱,角膜厚度增加甚至功能失代偿
角膜神经病变	可出现角膜知觉减退,引发泪液反射性分泌减少和瞬目运动减少,间接影响泪膜稳定性和睑板腺脂质排出,还可诱发或加重角膜上皮剥脱、复发性浸润、角膜上皮再生延迟等角膜病变
眼表改变	干眼是糖尿病眼表病变的临床表现之一,常见症状包括眼部干涩、异物感、烧灼感、眼痒、疼痛、眼红、视疲劳、视物模糊、视力波动等

15. 糖尿病性角膜病变需要做哪些检查?

为了确诊和评估糖尿病性角膜病变的情况,医生通常会建议进行一系列的眼部检查。

这些检查旨在评估视力状况、角膜的结构和功能以及病变的严重程度(图7-14)。

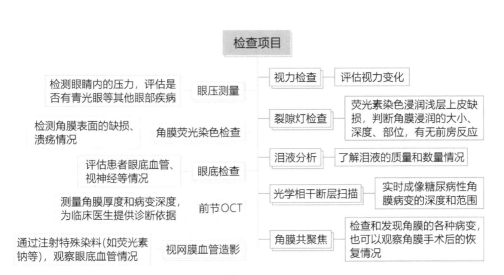

图 7-14　糖尿病性角膜病变常规检查

当糖尿病患者出现了角膜病变的症状，应尽早就医，在专业医生的指导下，积极进行诊疗和处理，避免病变加重。

16. 糖尿病性角膜病变应如何治疗？

糖尿病性角膜病变基础治疗的关键是严格血糖管理，避免角膜溃疡和角膜感染等严重并发症的发生以及由于角膜病变导致的失明。由于病情轻重不同，糖尿病性角膜病变的治疗方法也有所不同，具体的治疗方案有以下几种。

（1）润滑眼表和促进修复

根据角膜病变类型和损伤程度可进行人工泪液、自体血清、抗生素和角膜绷带镜等局部治疗。神经生长因子滴眼液可促进角膜溃疡愈合，并显著改善角膜的敏感性，主要用于治疗中、重度神经营养性角膜炎。

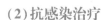

（2）抗感染治疗

如果糖尿病性角膜病变合并细菌感染，医生会根据细菌类型选择适当的抗生素进行治疗。

（3）手术治疗

当药物难以控制病情时，为保持眼球完整性、抑制角膜基质溶解，可采用羊膜移植术、睑裂缝合术、板层或穿透性角膜移植术等手术治疗。

（4）控制血糖

糖尿病是引起糖尿病性角膜病变的主要原因之一，有效控制血糖和改善糖化血红蛋白可以减少角膜病变的发生，使角膜神经纤维密度有所增加。

糖尿病性角膜病变在使用药物时，因药物本身对角膜有不良反应，需要根据医生的建议和病情进行选择，不得随意更改药物的类型及使用频率。对于进行眼表手术和经眼表的眼前、后节手术的继发性糖尿病角膜病变患者，需要重视围术期的干眼筛查，手术中严格注意保护眼表，术后应针对可能发生的危险因素及手术损伤机制进行预防性治疗。

17. 什么是角膜移植术？

角膜移植术是指用健康透明的角膜组织置换病变混浊的角膜组织，恢复角膜的透明性和正常角膜组织结构的一种手术方式。常见的手术方式有全层角膜移植术、板层角膜移植术、角膜内皮移植术（图7-15）。主要用于治疗如角膜炎、角膜溃疡、角膜瘢痕、角膜变性等疾病。手术时，医生会先将受捐者病变的角膜移除，然后用缝合线将捐献的角膜固定到受捐者眼球上。移植后需要一段时间的恢复和护理，以确保新的角膜成功生长和愈合。

全层角膜移植术的目的是将整个角膜替换为供体角膜组织，适用于严重角膜疾病或创伤导致的角膜失明。

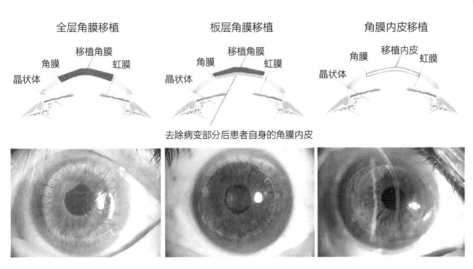

图 7-15 常见的角膜移植手术方式

板层角膜移植术只替换受损的前部角膜组织,可以分为前层板层角膜移植术和后层板层角膜移植,具体方法根据移植的角膜层次有所不同。

角膜内皮移植术只替换受损的角膜内皮细胞层,适用于内皮细胞功能障碍性疾病,如 Fuchs 内皮病等。

角膜移植术材料可以分为两大类。①人类供体角膜:从逝世的捐献者身上获取,经过严格的检测和保存后,用于患者的角膜移植手术。②人工角膜:是一种用于替代受损或缺失的天然角膜的生物医用材料,由生物相容性的材料制成。人工角膜材料是眼科领域的一个重要研究方向,常用于无法接受人类供体角膜或反复失败的角膜移植手术的患者。角膜移植术材料的选择应根据患者的具体情况来决定。

18. 角膜移植术后容易发生排斥反应吗?

器官移植后的排斥反应是由于免疫系统对新组织产生一系列免疫应答。虽然角膜没有血管的组织,相比其他组织更容易被机体接受,但是角膜移植手术也可能会引起排斥反应。根据不同的角膜移植手术方式、接受角膜移植手术病人的眼部情况，角膜移植术后排斥反应的发生率不一样。穿透性角膜移植术后排斥率发生最高，达10%~30%，板层角膜移植术后排斥反应发生率为10%左右，而角膜内皮移植术后排斥反应的发生率最低（1%~10%），其中后弹力层角膜内皮移植术排斥反应最低（大约为1%），术后视力恢复也最好。

角膜移植术后排斥反应的症状包括：视物模糊，眼睛疼痛、红肿、分泌物增多等。如果出现这些症状，应及时就医。角膜移植术后需要遵医嘱进行抗排斥治疗，一般包括使用免疫抑制剂和局部激素类药物（表7-6），既可以控制手术引起的眼内炎症反应，又可以预防角膜移植术后的免疫排斥反应；根据病情使用非甾体抗炎药，以达到抗炎、止痛的作用。由于角膜移植术切断了角膜的全部神经纤维，破坏了泪膜的完整性，严重影响角膜知觉和泪膜的稳定性，术后可选择无防腐剂的人工泪液，以减少对角膜上皮的影响和促进角膜上皮的修复。角膜移植术后遵医嘱按时复查，规范化用药也是降低排斥反应发生的重要因素。

表7-6　角膜移植术后常用药物

激素	免疫抑制剂	人工泪液
1%醋酸泼尼松龙	环孢霉素A（Cs A）	透明质酸钠
地塞米松妥布霉素复合制剂	他克莫司（FK506）	羟丙甲纤维素
0.5%氯替泼诺		卡波姆
0.1%氟美龙		

19. 角膜移植术后怎样做好术眼保护？

角膜移植是眼科一项相对复杂的手术，术后需要严格的护理和随访，及时观察移植角膜的状态及用药后的反应。手术后严禁揉搓或压迫术眼，避免重体力劳动、剧烈运动和过度低头、弯腰等动作，以保护角膜缘的缝线，避免对新移植的角膜造成损伤(图7-16)。避免接触生水，术后一年内禁止游泳，以防致病菌污染术眼，避免眼部感染。可佩戴护目镜、太阳镜或一次性眼垫等防护物品来保护术眼，避免外界碰撞或强光刺激。避免长时间阅读，减少手机、平板等电子终端使用时间，保持良好的睡眠。

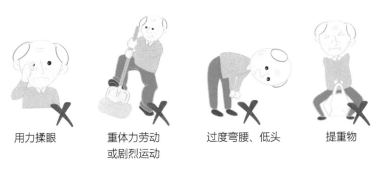

用力揉眼　　　重体力劳动　　　过度弯腰、低头　　　提重物
　　　　　　　或剧烈运动

图 7-16　注意事项

　　角膜移植属于人体组织移植手术，术后按时复查尤为重要，可减少术后并发症。角膜移植需要用缝线缝合供体角膜，出院时和医生确定拆线的时间，复查时应主动告知医生出院以后的不适反应。掌握滴眼液的使用和保存方法，遵医嘱正确用药，不擅自停药或者擅自更改药物的类型和频次，出院后有不舒服应及时就诊。部分患者术后会佩戴角膜绷带镜，晚上睡觉时应注意保护术眼，避免角膜绷带镜滑片或者掉出。若角膜绷带镜掉出，请勿将掉出的绷带镜自行戴入，应及时到医院就诊。

20. 糖尿病性角膜病变患者有哪些居家注意事项?

　　糖尿病性角膜病变是糖尿病患者中常见但常被忽视的眼部并发症，是一种潜在的视力威胁性疾病。患者血糖控制不佳可引起周围神经损伤，导致出现角膜知觉减退、干眼、持续角膜上皮缺损等。为了减少角膜病变的发生，要注意以下居家护理要点。

（1）控制"三高"

即控制患者血糖、血压及血脂。预防糖尿病眼部并发症，最重要的就是积极有效地控制血糖，应充分重视并控制糖尿病相关的基础疾病，在医生的建议下合理使用药物，控制血压及血脂，选择健康的生活方式。

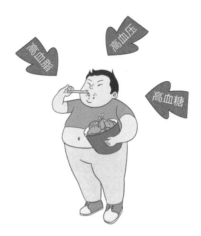

图 7-17　控制血糖、血压及血脂

（2）眼部护理

保持眼部清洁至关重要，避免接触如风沙、灰尘、化学品等眼部刺激物，避免揉眼或擦眼等引起角膜损伤和感染的行为。减少隐形眼镜的佩戴时间，若不可避免，须规范对隐形眼镜进行清洁和保存。

（3）正确用药

糖尿病性角膜病变患者会出现眼部干燥、疼痛等症状的可能，因此可以遵医嘱使用人工泪液等滴眼液来缓解不适。

（4）生活护理

糖尿病患者应注意饮食搭配，严格避免高糖、高脂、辛辣、刺激性的食物，以免引起眼部充血或炎症（图7-18）；戒烟酒、限咖啡饮料，以免加重血管硬化和微循环障碍，影响角膜的营养和代谢；保障充足的睡眠，进行适量的运动。

（5）定期检查

定期检查可及时发现干眼、角膜上皮缺损等早期角膜病变，遵医嘱使用人工泪液等眼药预防病情进一步发展。建议糖尿病患者每年至少接受一次眼部检查，若出现视物模糊、眼部干燥疼痛等症状，应及时就医。

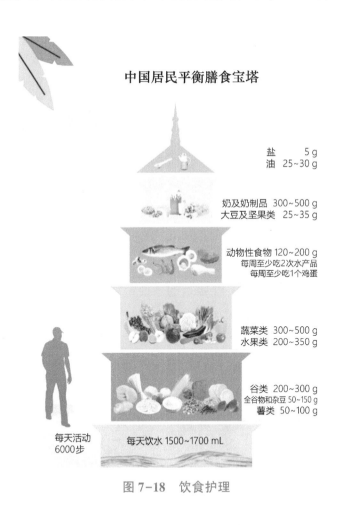

中国居民平衡膳食宝塔

盐 5 g
油 25~30 g

奶及奶制品 300~500 g
大豆及坚果类 25~35 g

动物性食物 120~200 g
每周至少吃2次水产品
每周至少吃1个鸡蛋

蔬菜类 300~500 g
水果类 200~350 g

谷类 200~300 g
全谷物和杂豆 50~150 g
薯类 50~100 g

每天活动
6000步

每天饮水 1500~1700 mL

图 7-18 饮食护理

第八章
健康教育

1. 为什么糖尿病眼病的预防比治疗更重要?

据统计,目前我国糖尿病患者约有 1.4 亿人,其中 4600 万人患有糖网,在糖网患者中又约有 1500 万人将面临失明的危险。糖尿病相关性眼病严重威胁着糖尿病患者的生活质量和视觉健康,令人担忧的是现实生活中有很大一部分糖尿病患者,缺乏对糖尿病并发症的了解,不清楚糖尿病会导致严重的眼部病变,甚至是失明。

高血糖是发生糖尿病相关性眼病的主要危险因素。病程较长的患者几乎都会出现不同程度的视网膜血管疾病。糖尿病相关性眼病可防可控,关键在于早期预防、早期筛查、早期干预,定期进行眼科检查,同时做好糖尿病的自我管理,严格控制血糖、血压、血脂,并积极治疗其他并发症,这样有利于延缓糖尿病相关性眼病的进展,使治疗获得最佳效果。

2. 为什么患有糖尿病的孕妇更要定期进行眼科检查?

糖网是糖尿病患者最常见的慢性眼部并发症之一,同时也是成人致盲的首要因素。妊娠期间,由于血流动力学改变、激素水平波动以及免疫系统的变化，将促进糖网的发生和发展。

　　孕妇患有糖尿病分为糖尿病合并妊娠和妊娠期糖尿病两种情况。前者是指妊娠前即患有糖尿病；后者则是指由于妊娠后母体糖代谢异常而首次发生的糖尿病，为妊娠并发症之一。

　　虽然妊娠期间发生的血糖变化大多是暂时的，但进展为威胁视力的糖网是不可逆的，并且这种风险在产后 12 个月内还持续存在。因此，对于在怀孕前就已经确诊糖尿病的患者，应在计划妊娠和第一次产检时进行全面的眼科检查，并在妊娠后每 3 个月、产后 1 年内赴眼科进行复查，此期间如果糖网持续进展，则应根据眼科医生的意见，增加复诊频率并做相应处理（图 8-1）。

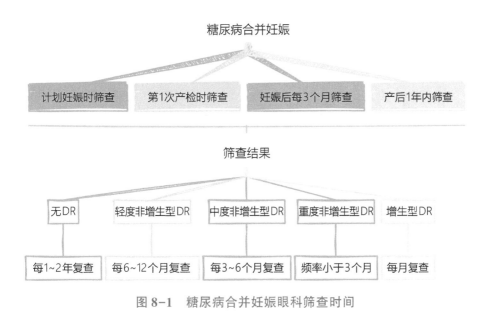

图 8-1　糖尿病合并妊娠眼科筛查时间

3. 糖尿病患者有什么吃得好又不升高血糖的方法？

　　许多糖尿病患者治疗依从性不佳，经常一边使用降糖药物一边胡吃海喝、随意调节降糖药物的剂量、少用药或者不用药，血糖高下一餐便少吃或者不吃等。殊不知这样更容易导致血糖波动过大，从而增加治疗的困难。合理的糖尿病饮食，除了可以提供患者日常所需营养，还可以配合降糖药物将血糖稳定在合理区间内。根据《中国糖尿病膳食指南（2017）》的建议，可以从以下六个方面对膳食进行优化。

（1）主食粗细搭配、提倡低血糖生成指数主食

豆类、谷物等粗粮应至少占主食摄入量的 1/3，并且在选择主食时可参考血糖生成指数（GI），低 GI 食物在胃肠内停留时间长，有助于血糖控制（表 8-1）。

表 8-1　常见食物 GI 值

低 GI 食物（GI<55）		中 GI 食物（GI：55~75）		高 GI 食物（GI>75）	
黑米	豆腐	小米粥	糙米饭	油条	烙饼
玉米	小麦	全麦面	黄豆挂面	馒头	大米饭
大麦	燕麦	荞麦面	印度卷饼	华夫饼	苏打饼干
山药	荞麦	全麦面包	大麦面包	白面包	速食米饭
稻麸	青稞	燕麦面包	小麦饼干	糯米粉	红薯（煮）
魔芋	芋头（蒸）	豆（煮、蒸、烤）			
乌冬面	各种豆类				
通心面	意大利面				

（2）进食适量的水果、充足的蔬菜

建议每日至少摄入 500 g 蔬菜，并且深色蔬菜占 1/2 以上。两餐之间可适量进食低 GI 水果（图 8-2）。

（3）常吃鱼、禽类，适量畜类，避免加工肉类摄入

不同类型的动物蛋白对糖尿病风险的影响不同，研究表明鱼、禽类蛋白为优质蛋白，可以增加摄入量，而肥肉、腌制食品则会提高并发症风险，应尽量避免进食。

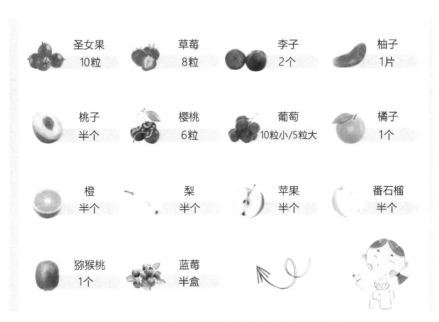

图 8-2　两餐之间可进食的常见低 GI 水果

（4）每日进食奶类、豆类，适量加餐

建议每日 300 mL 液体奶或者 20 g 以上大豆及其制品，零食加餐可选择坚果。

（5）清淡饮食、足量饮水

烹饪时控制食用油、酱油、食盐、鸡精等调味品的使用，不饮用含糖或含酒精的饮料。糖尿病患者宜增加每日饮水量，肝肾功能无异常者每天应确保饮水 1500~2000 mL，糖尿病肾病患者应限制饮水以免造成肾脏负担。

（6）定时定量、调整进餐顺序

定时定量进食、降低进食速度、细嚼慢咽可以有效避免血糖波动。另外，先吃蔬菜、最后吃主食的习惯也十分有利于长期的血糖控制。

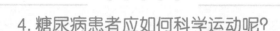

4. 糖尿病患者应如何科学运动呢?

糖尿病患者进行运动时应遵循安全、个性化和科学的方法。需要根据患者的性别、年龄、体重、病情、用药等多种情况在医生的建议下制定适合自己的运动计划,长期坚持从而达到预期目标。

对于儿童和青少年患者,应每日进行体育锻炼,并保证每周至少进行3次的骨骼强化活动;成年患者应每周至少进行 150~300 分钟中等强度有氧运动,或者 75~150 分钟高强度有氧运动,其中至少包括 2 次中等强度或更大强度的主要肌肉群强化活动,至少 2 次传统静态、动态拉伸及其他类型的身体活动(如瑜伽、舞蹈等);老年患者以关节灵活性练习和平衡训练代替肌肉强化活动,如太极拳、健身操等。对于身体活动水平较差、无法达到当前运动建议的老年人,应专注于功能健康和平衡能力的改善。成人患者的运动类型、形式、强度等请参考表 8-2。

表 8-2 成人糖尿病患者推荐运动类型

运动类型	形式	频率	持续时间
有氧运动	散步、跑步、游泳、跳舞、骑车等	每周 3~5 次,每次间隔尽量不超 2 天	每周至少进行 150~300 分钟的中等强度有氧运动,或者 75~150 分钟高强度有氧运动
抗阻运动	哑铃、弹力带、健身房组合器械	每周 2~3 天,避免连续 2 天进行抗阻运动	每组重复 10~15 次,每个动作 1~3 次
灵活性运动	健身操、太极、静态拉伸等	每周 2~3 天,甚至更多,可在其他运动热身时进行	每次拉伸 10~30 秒,每个动作 2~4 次
平衡运动	平板支撑、瑜伽等	每周 2~3 天,甚至更多	无时间要求

运动时机也会对运动效果造成影响：低强度或中等强度有氧运动宜在早餐后进行；高强度有氧运动在下午进行更有利于降低血糖；每次运动持续时间≥45分钟对患者的受益最大。

在运动的过程中，可以逐步探索适合自己的运动，不断完善、修订运动计划，按照循序渐进的原则，先从慢节奏、小强度开始，运动后没有不适可逐步提高运动强度，直至达到或接近建议运动量。

5. 血糖"上蹿下跳"的危害是什么？

血糖"上蹿下跳"指的是血糖波动幅度过大或者波动频率过多，也就是指异常的、病理性的血糖波动（图8-3）。正常人在神经、内分泌器官的调节下，餐前餐后血糖的波动一般在2~3 mmol/L以内，且波动频率小于5次/天。但对于异常的血糖波动，目前国际上尚无统一标准来界定。中华医学会内分泌学会于2017年颁布共识，将餐后血糖波动幅度>2.2 mmol/L或者一天内最大血糖波动幅度>4.4 mmol/L，定义为异常的血糖波动。

2000年以来，专家学者逐渐认识到异常的血糖波动与糖尿病慢性并发症的发生密切相关，主要表现在大动脉、周围血管、周围神经方面，甚至会造成患者认知功能障碍。同时，异常的血糖波动会增加动脉粥样硬化的发生率，进而导致患者心、脑血管疾病的发生，甚至造成糖尿病患者的死亡。此外，在加重外周血管内皮细胞损伤的同时，还将增加糖尿病肾病和糖网的发生率（图8-4）。

在糖尿病患者的治疗中，不仅要追求血糖、糖化血红蛋白的达标，还要控制血糖波动，实现平稳降糖、降低慢性并发症的发生，从而改善患者的生活质量。

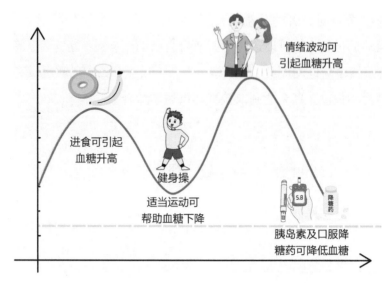

图 8-3　影响血糖波动的常见原因

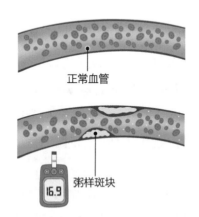

图 8-4　正常血管与动脉粥样硬化

6.怎样不踩到低血糖的"雷区"？

糖尿病患者在降糖治疗过程中常伴随低血糖的发生，发生率约为每年3.1次/人。严重的低血糖若未能及时识别并处理，将危及患者的生命。为避免踩到低血糖的"雷区"，学会如何识别低血糖就显得尤为重要。

糖尿病患者血糖水平≤3.9 mmol/L 即属于低血糖范畴。低血糖症状缺乏特异性，症状表现多种多样。典型症状表现为交感神经兴奋引起的心悸、焦虑、出冷汗、头晕、手抖、饥饿等；老年患者可以无上述典型症状，而直接表现为眩晕、神志改变、行为怪异、认知功能障碍，甚至抽搐和昏迷；婴幼儿患者则出现嗜睡、出汗、呼吸窘迫或癫痫发作症状（图 8-5）。一旦出现或疑似出现上述症状时，应立即测定血糖水平，以明确诊断并进行下一步处理，避免严重并发症的出现。

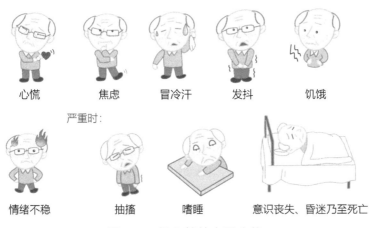

心慌　　焦虑　　冒冷汗　　发抖　　饥饿

严重时：

情绪不稳　　抽搐　　嗜睡　　意识丧失、昏迷乃至死亡

图 8-5　低血糖的主要症状

病程较长的老年糖尿病患者，发生低血糖时常呈无症状，而难以及时识别处理，血糖持续下降，最终导致昏迷甚至死亡。因此，此类患者应加强

每日血糖监控，必要时增加测试次数。还有一种容易被忽视的低血糖为"夜间低血糖"，即在患者夜间熟睡时发生的低血糖，由于发病隐蔽，极容易漏诊。当糖尿病患者发现睡醒时内衣湿透或晨起出现头晕、头痛等症状时，应警惕已经出现夜间低血糖，可在日常血糖监控中增加一次凌晨 3 点的血糖水平测试。

通过熟悉低血糖的症状、了解诱因，可以防患于未然，拒绝踏入低血糖的"雷区"。

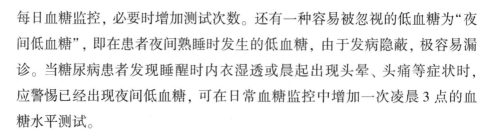

7. 发生低血糖时应如何处理?

糖尿病低血糖是指糖尿病患者在药物治疗过程中发生的血糖过低(血糖水平≤3.9 mmol/L)的现象，常导致心悸、出汗、头晕、手脚抖动等不适，严重者甚至危及生命。怀疑出现低血糖时，患者应立即测定血糖并根据结果予以处理，避免血糖进一步降低导致昏迷等并发症。若患者一时间无法测试血糖水平，应先按低血糖处理后，尽快测定血糖水平。

意识清醒的低血糖患者，立即口服 15~20 g 葡萄糖或者果汁等含糖饮料，之后每 15 分钟测定一次血糖，若症状无缓解或血糖仍≤3.9 mmol/L 可重复口服葡萄糖；若血糖>3.9 mmol/L 但距离下一次进食时间大于 1 小时，可以给予淀粉或蛋白质类食物。若通过两次及以上口服葡萄糖仍无效者，应立即赴医院就诊，静脉注射葡萄糖或肌注胰高血糖素。若低血糖患者出现昏迷等意识障碍，应立即送至医院急诊，静脉注射葡萄糖。对于昏迷患者，切忌经口补充含糖饮料或喂食，以免误吸造成呼吸道梗阻。低血糖的具体处理流程见图 8-6。

低血糖经处理好转后，还需寻找发生低血糖的原因，调整用药或适当放宽血糖控制目标，同时注意低血糖诱发的心脑血管疾病，并加强自我血糖监测，特别是在纠正低血糖后的 48 小时内。

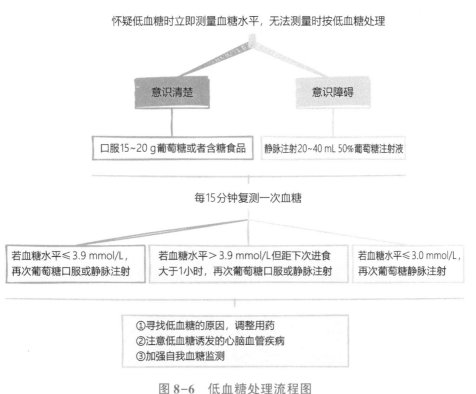

图 8-6 低血糖处理流程图

8. 居家检测血糖的方法您掌握了吗?

随着血糖仪和动态葡萄糖监测技术的普及,糖尿病患者可以简单便捷地在家中对自己的血糖水平进行监测。因此,学会正确的血糖监测方法尤为重要。下面介绍一下普通血糖仪检测血糖的步骤和注意事项(图8-7)。

血糖检测前要保证测量环境温度适宜,如果环境温度过低,可能导致肢体末端血管收缩,针刺后出血不畅。洗净双手并擦干后,准备血糖检测的必须物品:血糖仪、采血笔、采血针、血糖试纸、酒精棉签、干净棉签等。

首先将采血针安装至采血笔上,选择合适的针刺档位和部位,可先轻

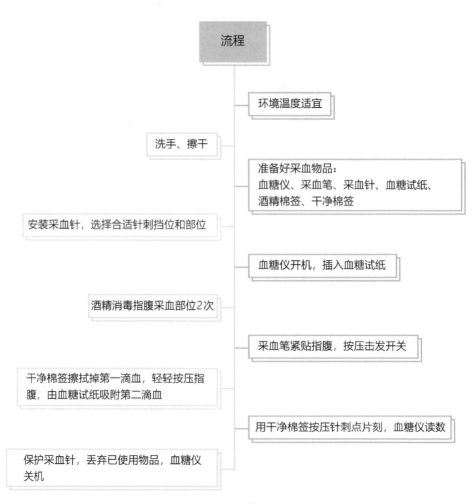

图 8-7　血糖检测流程

柔待采部位，促进指尖血液循环。将血糖仪开机，核对校正码后插入血糖试纸。用酒精棉签擦拭采血部位 2 次，待干后采血笔紧贴指腹，按压击发开关。干净棉签擦拭掉第一滴血后，可从手指近心端方向往指尖推挤，轻轻按压指腹，由血糖试纸吸附第二滴血。用干净棉签压迫针刺点 1~2 分钟，即可读取血糖仪上的血糖数值。丢弃已使用的采血针、血糖试纸和棉签，血糖仪关机(图 8-8)。

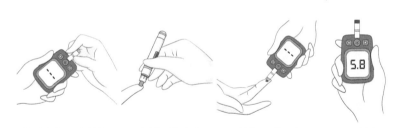

| 将试纸插入血糖仪 | 采血针采指尖血 | 用试纸吸附取血 | 显示结果 |

图 8-8　血糖检测方法

检测血糖时，需要注意以下三点：①保证采血过程无菌，即注意操作前洗手、采血前酒精消毒、采血物品切忌反复使用；②采血时勿反复挤压手指，防止影响测试结果；③将血糖结果进行详细记录（表 8-3）。

表 8-3　血糖检测登记表

日期	空腹	早餐后2 小时	中餐后2 小时	晚餐后2 小时	睡前	所用降糖药物	备注
×月×日							
×月×日							
×月×日							
×月×日							
×月×日							
×月×日							

9. 如何提高居家检测血糖的准确率?

我国从 1973 年开始普及应用便携式血糖仪指尖采血检测血糖以来，糖尿病患者居家应用血糖仪进行自我血糖检测日趋普及，但部分患者由于未经仪器使用培训、缺乏血糖检测知识等，导致血糖检测的准确性欠佳。可以从正确使用血糖仪、避免不当的采血方式以及适宜的检测血糖时机和频率等三个方面来提高居家血糖检测的准确性(图 8-9)。

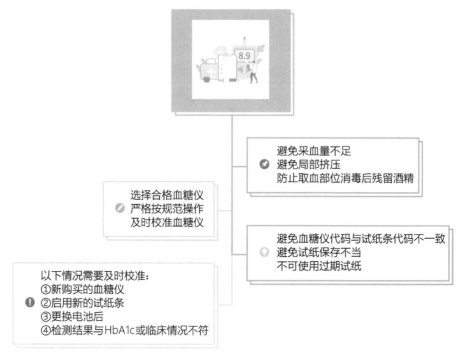

图 8-9　提高居家血糖检测准确性的方法

对于血糖仪的正确使用,应仔细阅读仪器说明或咨询销售人员,学会正确开关机、明确使用温度等限制条件,确保血糖试纸在有效期内且在干燥、相对恒温的密闭环境下保存试纸、定期进行血糖仪校正(除按说明书的时限进行校正,还应在第一次使用血糖仪、更换新一盒试纸以及怀疑结果有误时进行校正)。

采血时的消毒剂(一般用 75% 医用酒精)应在开封后一周之内使用,采血时,应等酒精待干后进行,避免残留的酒精稀释血液造成血糖检测水平偏低。避免采用碘剂等其他消毒剂进行消毒,因为碘剂具有较强氧化作用,容易与葡萄糖氧化酶发生反应,影响测量的准确度。指尖采血的位置推荐在无名指、中指、小指指腹两侧，避免反复挤压指腹，防止过度挤压造成组织液对血液标本的稀释（图 8-10）。当指尖出血不畅时，若采血针深度过浅，可以调高采血笔的针刺档位；若室温较低，可以反复搓手促进指端血液循环后再进行针刺采血。

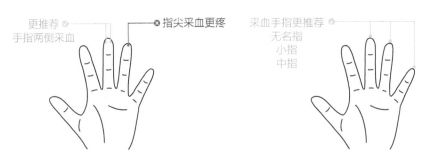

图 8-10　血糖检测采血部位选择

血糖检测的频率因人而异，应根根患者的病程、血糖控制情况、并发症出现情况等由医生制定，通常检测频率为 4~8 次/天，检测时间点分别为三餐前、三餐后、睡前以及夜间。为确保血糖监测的准确性，应确保各个检测点的时机无误：三餐前血糖即为准备进食前的血糖，其中进食间隔 8 小时以上的早餐前血糖亦称之为空腹血糖；三餐后血糖指的是早、中、晚餐进食第一口饭后 2 小时的血糖；睡前血糖则为常规睡觉时间前的血糖；夜间血糖检测一般在凌晨 0 点或 3 点进行。

10. 胰岛素应如何保存？

胰岛素是很多糖尿病患者需要每日使用的降糖药物，所以需要随身携带。由于它是一种蛋白质激素，当储存温度低于 0 ℃时，胰岛素的活性会遭到破坏；当储存温度高于 25 ℃时，胰岛素的活性就会降低。为了维持胰岛素的活性和药效，应避免将胰岛素置于过冷、过热、过晒、激烈摇晃的环境中。糖尿病患者都知道胰岛素必须要放在冰箱冷藏，可是这仅是储存方法的一部分。根据《中国糖尿病药物注射技术指南(2016年版)》，我们应该更全面地了解胰岛素的储存。

未开封的胰岛素、预充式胰岛素笔和笔芯应放在2~8 ℃的冰箱冷藏室中且尽量避免紧贴冰箱内壁的位置储存，切忌将胰岛素放在冰箱冷冻室。使用前应查看有效期和管内药物的变化，如有无变色、结晶等，超过有效期和已发生变化的胰岛素不可使用。

开封后的胰岛素可置于不低于0 ℃、不超过25 ℃的常温下，在有效期之内保存30天。开封后应标注好开封日期，放置在阴凉通风处，避免阳光直射。当室温超过30 ℃时可放在冰箱里储存，每次使用前应在室温下放置30分钟或用双手水平滚动胰岛素笔芯，待胰岛素回温后方可使用。

外出时，已开封的胰岛素应放置在胰岛素笔盒中并随身携带，避免放置在汽车内或托运的行李箱等温度变化过大和剧烈震荡的环境中。外出室外温度过高时，可准备冷藏盒将冰袋和笔放置一起(图8-11)。

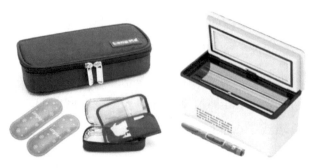

图8-11　胰岛素储存冰袋和冷藏盒

11. 常见的滴眼液有哪些?

滴眼液作为眼科疾病最常用的药物，对于许多眼病都有直接、快速的治疗作用。市面上滴眼液品牌、种类繁多，我们应遵循医生的医嘱，切不可盲目用药，以免造成不良后果。根据滴眼液治疗作用可分成以下几类（表8-4）。

表8-4 眼科常见滴眼液

类别	常见滴眼液	主要用途	注意事项
抗菌药物	妥布霉素 左氧氟沙星 诺氟沙星 红霉素 氯霉素	治疗眼部细菌感染或术前预防性用药	遵医嘱使用，长期私自使用易导致耐药，可能引起眼部真菌感染
人工泪液	羟丙甲基纤维素 羧甲基纤维素钠 玻璃酸钠 聚乙烯醇	缓解眼睛干涩、异物感等轻微不适	通常无须特别注意，但建议按需使用
类固醇皮质激素类药物	妥布霉素地塞米松 醋酸泼尼松龙	治疗眼科炎性病变及眼部表面的细菌感染（如妥布霉素地塞米松），短期治疗对类固醇敏感的眼部炎症（如醋酸泼尼松龙）	长期或不合理使用可能引起激素性青光眼，用药期间应定期复查，严格遵医嘱使用
散瞳药物	托吡卡胺 复方托吡卡胺 硫酸阿托品	扩大瞳孔，用于验光、眼底等散瞳检查及手术前后	须遵医嘱使用，闭角型青光眼患者应忌用
抗青光眼药物	酒石酸溴莫尼定 布林左胺 噻吗洛尔	降低眼压，用于青光眼治疗	在医生指导下根据青光眼类型和眼压控制情况选择使用
抗病毒药物	阿昔洛韦 更昔洛韦	主要用于单纯性疱疹性角膜炎或流行性出血性角膜炎等疾病	通常在医生指导下使用

12. 滴眼液应如何保存?

日常生活中经常会使用滴眼液,但很多人对于滴眼液的正确保存方法缺乏相应的了解。正确保存滴眼液非常重要,我们需要注意以下事项。

(1)滴眼液要放在阴凉、干燥、通风处保存

滴眼液若无特殊要求,常温保存即可,有特殊储存条件的滴眼液应按照说明书上的要求进行存放。

(2)滴眼液要尽量密闭保存

滴眼液大多数有瓶盖,用完后一定要拧紧瓶盖,防止药液外漏或因接触空气而污染。若瓶盖丢失,切不可用纸巾或毛巾封住瓶口,以防病原菌通过纸巾或毛巾进入药瓶内污染药液,从而增加感染风险。

(3)要注意滴眼液的有效期及使用注意事项

滴眼液使用后一定要及时放回相应外包装盒内,药物外包装丢失时一定要及时在眼药瓶上标注开启时间、保存注意事项等。左右眼需要同时用药时,应在相应外包装上标注清楚眼别,避免双眼交叉感染。滴眼液应避免与滴鼻液、消毒液、胶水等混合放置,以免使用错误。滴眼液开封后,使用一般不超过4个星期。个别单支包装滴眼液仅限开启当日使用,如果开启超过24小时仍继续使用,可能会引发感染。

13. 如何正确使用滴眼液?

使用滴眼液是眼科患者最常见的治疗方式,随着各种电子产品的使用,越来越多的人出现眼睛酸胀、干涩等不适,需要使用滴眼液来缓解症状,使用滴眼液，须掌握正确的操作方法（图8-12）。

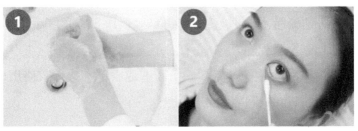

用药前一定要洗净双手　　　　用手指或棉签轻轻拉下眼睑，
　　　　　　　　　　　　　　　　　　形成凹陷窝

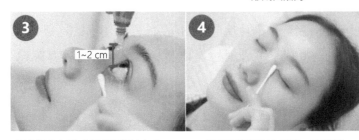

眼药瓶口与睫毛的距离保持1~2 cm，　　用药后轻轻闭上眼睛，用棉签
避免药液污染，将药滴在下眼睑的　　　或者手指压迫泪囊区3~5分钟
凹陷窝内

图8-12　正确使用滴眼液的操作方法

（1）核对药物

用药前先查看药名、浓度、有效期，药瓶有无松动、裂缝，若出现任何一项异常，怀疑滴眼液可能有污染或变质，建议停止使用。未开启的滴眼液有效期参照药物说明书，而开启的滴眼液有效期为1个月，超过使用期限的滴眼液容易导致眼部感染。

（2）清洁双手

使用滴眼药之前一定要清洁双手，因为洗手是预防感染最有效也是最简单的方法。打开瓶盖后，瓶盖口要朝上放置，以避免药液被污染。

（3）取坐位或仰卧位使用滴眼液

取坐位或仰卧位面朝上，睁开眼睛往上看，用手指或者棉签轻轻拉下眼睑，暴露下方结膜囊，将眼液滴入下方结膜囊内，每次1～2滴，不宜滴太多。滴眼液瓶口与眼睛保持1～2厘米的距离，避免药液被污染。切勿将滴眼液滴在角膜(黑眼珠)上，以免刺激角膜造成眼部不适。若使用两种或两种以上滴眼液时，两者应间隔5分钟以上。

（4）轻闭眼睛，压迫泪囊区

用药后轻闭眼睛，用棉签或者手指压迫泪囊区3～5分钟，以防药物通过鼻泪道吸收，引起全身不良反应。用药后一旦出现眼红、瘙痒、疼痛等异常情况，应先暂停用药，并及时去医院就诊，查明原因后遵医嘱更换治疗方案。

14. 如何正确涂眼药膏?

眼科用药除了滴眼液，有时还需要涂眼药膏(或眼用凝胶)，与滴眼液相比，眼膏在眼内停留时间更长，药物成分更易吸收，有着它独特的优势。涂眼药膏相对于使用滴眼液操作起来难度高一些，需要掌握正确的方法(图8-13)。

（1）核对药物

用药前先查看药名、浓度、有效期，药瓶有无松动、裂缝，若出现任何一项异常，须停止使用。

（2）清洁双手

涂眼药膏之前一定要清洁双手，打开瓶盖后，瓶盖内面向上，避免其他物品接触瓶盖口，防止污染。

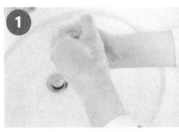

用药前一定要洗净双手

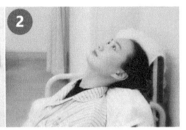

仰卧位或坐位头后仰，睁开
眼睛，并向上看

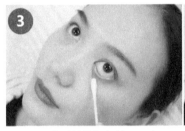

用手指或棉签轻轻拉下眼睑，
形成凹陷窝

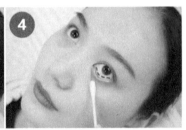

涂眼药膏时，将药膏涂在下眼睑
的凹陷窝处(红色虚线处)

图 8-13　涂眼药膏的方法

（3）取仰卧位或坐位涂眼药膏

取仰卧位或坐位将头后仰，眼睛朝上方看，用食指或者棉签轻轻拉下眼睑，暴露下方结膜囊，把 1~2 厘米长的眼药膏涂入结膜囊内。切勿让眼药膏管口接触到眼部任何部位，使用后用棉签擦去眼外的眼药膏。

（4）轻闭眼睛，观察用药反应

涂完眼膏后轻闭眼睛 1 分钟，促进吸收，并注意观察药物的不良反应。某些药物如阿托品凝胶，用后需要压迫泪囊区 5~10 分钟，注意观察有无不良反应。眼膏与滴眼液联合用药时，一般要求先用滴眼液，片刻后再用眼膏，因为眼膏质地黏稠会阻碍滴眼液的吸收，影响治疗的效果。

15. 使用滴眼液后喉咙发苦是怎么回事？

使用滴眼液之后喉咙发苦是经常会出现的一个现象，出现这种现象是因为少量滴眼液经过泪小管、鼻泪管流进鼻腔内（图8-14），进而流入口咽部，若滴眼液中含有能够引发苦味的物质，自然就出现了咽喉部发苦的感觉。

此类情况为正常现象，说明鼻泪管通畅，滴眼液的药物浓度一般较低，少量的滴眼液经口咽流入消化道，对身体造成的不良反应小，一般不需要做特殊处理。但阿托品、毛果芸香碱、氯霉素等可能作用于人体其他系统引发不良反应的滴眼液，使用前须仔细阅读说明书，明确使用禁忌，尤其是小孩、孕妇、哺乳期妇女等特殊人群，以免造成严重的不良后果。

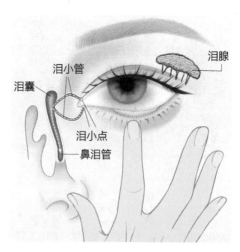

图 8-14　泪小点的解剖位置

若按照标准步骤使用滴眼液，即每次滴1~2滴，且在滴完滴眼液后用棉签或手指按压泪囊区3~5分钟，可以避免滴眼液经鼻泪管流入鼻腔、咽喉。此外，滴完滴眼液后轻轻闭眼并转动眼球使滴眼液均匀接触，避免滴眼液在结膜囊内聚集，也可减少流入口咽的滴眼液。虽然使用滴眼液之后喉咙苦是正常现象，但如果在出现该现象后有其他不适症状，应立即停药并及早就医。

16.就医时如何向医生陈述自己的病情?

患者在眼科门诊就诊或住院治疗时,都要向医生陈述自己的病情或疾病治疗的过程,如何向医生正确地陈述病情,以供医生作出精准诊断和治疗,我们可以从以下几个方面来进行阐述(图8-15)。

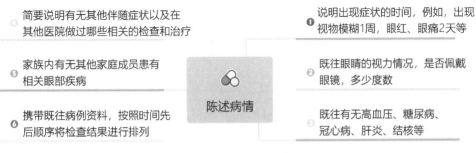

图 8-15　陈述病情

17.糖尿病患者术前如何将血糖控制在目标范围?

糖尿病患者血糖管理是围术期需要重点关注的指标之一,血糖过高或波动过大,会使伤口愈合不良、伤口感染等术后并发症发生率升高。因此,糖尿病患者术前将血糖稳定控制在目标范围十分重要,需要从以下几方面加强管理。

(1)建立正确、规律的饮食习惯

严格定时、定量、定餐次,严格控制全日总热量的摄入,忌食含糖量高的食品。及时监测血糖变化,明确血糖控制情况。

（2）不可擅自改变降糖药剂量和种类

眼科手术多为择期手术，血糖的目标范围一般为 7.8～10 mmol/L。老年人需要适当放宽控制范围，过于严格可能会导致低血糖的发生。既往血糖控制良好的患者，术前可按既往方案用药，无须调整，仅需持续监测；既往血糖控制不良，或术前检查血糖过高但从未规范治疗的患者，应在内分泌科医生的指导下通过调整口服降糖药物的剂量和种类，必要时加用胰岛素使血糖达到控制目标。由于手术应激，糖尿病患者可能在术后出现血糖波动，出现血糖波动时，不可忽视、更不可自行调整药物种类或剂量，应及时告知医生进行处理。

（3）危急状况的识别和处理

高血糖：当血糖>13.9 mmol/L，并伴有恶心、呕吐等情况时，要高度重视，及时查尿酮，警惕酮症酸中毒等高血糖并发症的发生。

低血糖：出现心慌、出冷汗、手抖等症状时，应立即测血糖，若当血糖<3.9 mmol/L，即为低血糖。低血糖的紧急处理应遵循 2 个"15 原则"，即立即进食 15 g 含糖食物，如 3～4 块 5 g 的葡萄糖片，等待 15 分钟测血糖，如果血糖仍低于 3.9 mmol/L，则再次重复以上步骤（图 8-16），直至血糖升高，症状缓解。

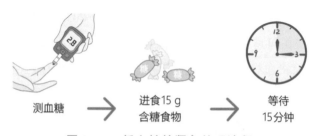

测血糖 → 进食 15 g 含糖食物 → 等待 15 分钟

图 8-16　低血糖的紧急处理流程

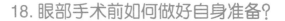

18. 眼部手术前如何做好自身准备?

眼部手术多为局部麻醉,患者在手术过程中处于清醒的状态,术前和术中如何配合医生顺利完成手术是大家都重点关注的问题,眼部手术前可以从如下几个方面做好准备工作。

(1)完善术前检查

手术前配合医生完成手术前常规检查及眼科专科检查,以明确手术适应证、排除手术禁忌证,确保身体情况能耐受手术。

(2)遵医嘱使用药物

术前遵医嘱使用药物:如使用抗生素滴眼液预防术后感染,口服或静脉滴注降眼压药控制眼压,使用扩瞳药物以利于手术的顺利进行等;术前服用抗凝类药物的患者,如阿司匹林、华法林等,为避免术中出血过多,一定在术前及时告知医生并按要求停用药物或者更换替代药物。

(3)进行口鼻遮盖训练和固视训练

由于在手术中需要用多层无菌布料遮盖在颜面部,为了能更好地配合医生完成手术,术前可以用干毛巾对折四次轻轻盖住口鼻 20 分钟左右,并逐渐延长训练时间(图 8-17)。此外,术前还需要训练眼球向各个方向注视,以便更好地在术中配合医生的手术。

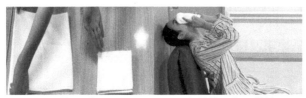

对折四次　　　　　　　轻盖住口鼻20分钟

图 8-17　口鼻遮盖训练

（4）饮食指导

局部麻醉患者饮食照常，但不宜过饱或饮水过多，术前提前排空大小便；全身麻醉患者术前须按医嘱禁食禁饮，如需服用治疗高血压、精神类疾病等药物，服药时间最好在麻醉前两小时为宜，并仅用一口温水送服。

（5）做好个人防护

术前要注意保暖，防止感冒，忌烟、酒，以防刺激气管黏膜诱发咳嗽而影响手术。

（6）做好个人清洁卫生

术前及时做好个人清洁卫生，如洗头、洗澡、修剪指甲等；手术当天穿病服，去除手表、戒指、项链等首饰；颜面部不可化妆。长发患者可将头发结辫在两侧，避免将马尾扎在头部正后方而影响术中平躺。

（7）做好心理疏导

患者术前保持良好的心态，尽量缓解紧张的情绪，注意休息，避免过度劳累。

手术前的准备是整个手术过程中非常重要的一步，只有准备充分，才能确保手术的顺利进行，最大程度减少术后的不适和降低风险。若存在任何疑问，应及时与医生沟通。

19. 手术后眼胀伴头痛、恶心、呕吐是怎么回事？

眼科手术后出现眼睛胀痛、头痛、恶心和呕吐等症状，可由多种原因引起，以下为常见原因及应对建议。

（1）术后高眼压

眼科手术后出现眼睛胀痛、头痛、恶心和呕吐等症状，最常见的原因是术后高眼压，常见于玻璃体切割手术中眼内填充了硅油、白内障手术后、青

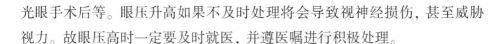

光眼手术后等。眼压升高如果不及时处理将会导致视神经损伤，甚至威胁视力。故眼压高时一定要及时就医，并遵医嘱进行积极处理。

（2）术后切口疼痛

术后切口疼痛引起的不适，一般发生在术后1~2天，剧烈的疼痛会引起头痛甚至恶心、呕吐，出现以上情况应及时就医处理，可使用冰敷缓解疼痛，若疼痛难忍可在医生指导下服用止痛药物。

（3）手术后特殊体位

手术后特殊体位引起的全身不适，如眼内填充了硅油等要求患者术后保持俯卧位，若患者长时间不耐受而导致胸闷气促、恶心、呕吐，可适当调整姿势。

眼科手术后出现眼胀、头痛、恶心和呕吐等症状需要引起高度重视，如果在眼科手术后出现这些症状，一定要及时告知医生，并根据医生的建议进行处理。

20. 眼压升高有什么危害？

眼压（IOP）是眼球内容物作用于眼球壁及内容物之间相互作用的压力，正常人的眼压稳定在10~21 mmHg范围内，眼压的主要作用是维持眼球的正常形态，使各个屈光介质保持良好的屈光状态。眼压过高或过低均会不同程度地损害视力，特别是眼压过高时，一定不能大意。

（1）眼压升高可严重损伤视神经

眼压升高损伤视神经是视野损害的主要危险因素之一。眼压越高、高眼压持续时间越长，导致视神经损害的危险性越大。主要表现为视力下降、急性持续高眼压，甚至可使视力降至光感。

（2）术后眼压升高可导致各种不适

眼压升高时，可伴有头痛、恶心、呕吐等不适，这些症状可能很快消失，也可能会持续很长时间。

（3）眼压升高加重青光眼症状

眼压升高会增大罹患青光眼的风险、加重青光眼的症状。

正常人的眼压在一天内有规律的波动范围，一般不超过 5 mmHg，通常于清晨前后较高、傍晚和夜间较低。监测眼压时，应测量每日同一个时间段的眼压，以减少偏倚。

21. 24 小时眼压监测有什么意义？

眼压维持着眼球的正常形态，使各屈光介质保持良好的屈光状态，也是青光眼患者最重要的检查指标。眼压的正常值为 10～21 mmHg，具有昼夜波动性和节律性的特征，单次眼压测量并不能充分反应眼压的变化情况。原发性开角型青光眼早期阶段眼压并不稳定，多数表现为在昼夜的某个时间段眼压升高，随着病情的进展逐渐发展为持续性高眼压。

24 小时眼压监测可全面了解眼压状况，为青光眼的诊断和治疗提供依据，便于医生根据峰值和波动幅度制定个性化的治疗方案，确定安全的"靶眼压"，从而有效地控制眼压，阻止视功能的进一步恶化（图 8-18）。

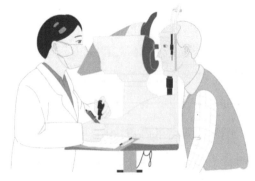

图 8-18 测量眼压

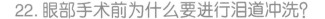

22. 眼部手术前为什么要进行泪道冲洗?

眼睛分泌泪液滋润眼球表面,起到防止角膜干燥、冲洗角膜表面微尘的作用,多余的泪液将从泪点、泪小管进入泪囊,再经鼻泪管排向鼻腔。眼睛分泌、排出泪液的组织结构统称为泪器,包括泪腺、副泪腺、睑板腺、泪小点、鼻泪管等(图 8-19)。在眼部手术前进行泪道冲洗是为了排除潜在的泪囊炎或泪道阻塞等疾病。

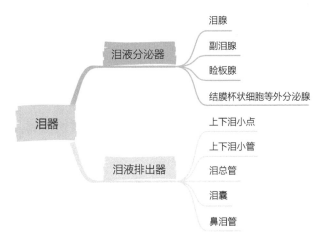

图 8-19　泪器系统的组成

冲洗泪道时,如冲洗液进入鼻咽部,患者出现吞咽动作,则表明泪道通畅;如液体流动不畅、冲洗时有阻力、冲洗液体由原泪点返流则考虑为泪道狭窄或堵塞;当冲洗时有黏液或者脓液自上方或下方泪小点流出,则提示可能为慢性泪囊炎。泪器感染和泪道阻塞引起的眼部感染都将增加眼科手术感染的风险,需要及时通过药物或泪道手术进行治疗后才可进行其他眼科手术。

23. 服用了抗凝药物能不能做眼部手术?

许多慢性疾病需要长期使用抗凝药物来治疗,术前继续使用会增加术中出血和麻醉风险,暂停使用又会增加围术期的栓塞风险。因此,患者需要根据手术医生和麻醉医生的全面评估来制定个体化的抗凝方案,尽可能地降低出血并发症和血栓栓塞的风险。

由于眼科手术方式的多样性,出血风险及其对视觉功能和手术结果的影响也各不同。基于目前国内外眼科抗血小板和抗凝药围术期管理的研究结果来看:①白内障超声乳化吸除术,术前继续使用抗血小板药物不会增加出血并发症;②玻璃体视网膜手术的出血风险比白内障手术更大,术前继续使用抗凝药物应谨慎;③小梁切除术和引流装置植入术是青光眼的经典术式,由于两者都具有手术中眼压变化大的特殊性,这大大增加了出血并发症的风险,与玻璃体视网膜手术一样,术前继续使用抗凝药物应谨慎;④在进行泪道、眼眶深部手术或眼睑手术时应停止服用抗凝药,因为该类手术具有较高的出血风险。

随着新型抗凝药物的应用,抗凝管理变得越来越复杂。接受抗血小板或抗凝药治疗的患者在术前应详细告知医生自己的用药史,以便医生制定围术期抗凝管理规划和最佳治疗方案。

24. 青光眼的头疼和普通头疼有什么区别?

青光眼是以视神经受损和视野缺损为特征的疾病,眼压升高是其主要危险因素。当眼压缓慢升高时,由于患者逐渐耐受,因此不会感觉到明显的头疼和眼胀等症状;而当眼压急性升高时,患者常常先感觉到剧烈的眼胀和眼痛,随后出现视物模糊、畏光、流泪、恶心、呕吐等。

青光眼头痛可通过发病原因、疼痛部位、症状等方面与普通头痛进行区别(表8-5)。

表8-5 青光眼头痛和普通头痛的区别

	青光眼头痛	普通头痛
原因	眼压升高	感冒、颈椎病、鼻窦炎、脑膜炎、脑供血不足等
疼痛位置	疼痛往往放射到额头(特别是前额部),有时会有同侧鼻根的酸胀。急性升高时常先感觉到眼胀和眼痛	一般局限在太阳穴、头的后部、颈椎等部位,可能伴随跳痛
症状	视物模糊、畏光、流泪、恶心、呕吐等。眼睛会出现结膜充血和水肿,甚至出现眼皮水肿等	像血管搏动一样的跳痛,而且频率可以跟心脏的跳动一致,不会出现胀痛、视力下降、眼睛红肿等眼睛的症状

预防青光眼性头疼的方法包括以下几个。

(1)药物与饮食

避免使用对眼压有影响的药物,适量饮水,戒烟戒酒。

(2)生活习惯

合理用眼,减少电子产品的使用,劳逸结合,适量锻炼,保证睡眠质量,避免长时间处于黑暗环境中。

(3)定期检查

对于有青光眼家族史、眼外伤史和糖尿病史等高风险人群,应定期至医院进行眼科检查。

25. 眼部手术后能画眼妆吗?

爱美之心人皆有之,眼部历来是化妆的重点,但是刚完成眼部手术后,眼睛尚处于创伤且脆弱敏感的状态,需要保证眼部的清洁和无菌,此时不宜使用任何化妆品。

目前市面上眼妆产品种类繁多,成分更是复杂,在使用的过程中,化妆品的颗粒容易堵塞睑板腺的开口,损伤睑板腺的正常功能,加重术后干眼的症状。在眼部上妆后可能出现痒、痛、异物感等不适症状,不利于观察术后眼部并发症,还可能导致眼睑、角膜和结膜的炎症。化妆品中的各类成分对于人体均属于异物,会导致眼周组织的愈合不良,甚至不愈合。有些化妆品进入眼内容易导致角膜染色,甚至色素沉着。术后须避免佩戴美瞳,市面上的美瞳为了增加镜片颜色其透氧量会较差,佩戴后使角膜的透氧性能变差,同时反复刺激角膜,可能造成角膜上皮损伤、角膜溃疡等不良影响。因此,眼部手术后应避免化眼妆,最好眼部周围的化妆品都先暂停使用,停用时间根据不同手术而不同,具体可咨询手术医生。

26. 眼部手术后为什么总觉得有异物感?

部分患者在完成眼部手术后会感觉眼睛里有沙子或者线头等异物感,出现这种情况,主要有以下几方面原因。

(1)与术前准备相关

在部分眼部手术术前准备中,为暴露术野需要剪掉睫毛,剪短的睫毛根部可能刺激眼球引发异物感。

（2）与手术相关

以玻璃体切割术为例，患者可能会因手术切口处的缝线而感到异物感，通常在拆除不可吸收的缝线后异物感会自行消失，可吸收的缝线不需要拆除，吸收的时间根据体质的不同而有所差异，通常1个月左右可以吸收。

（3）与术后并发症相关

干眼是眼科中较为常见的一种疾病，而手术源性干眼是其中较为特殊的类型，通常表现为疼痛、畏光、干涩、异物感等，患者可在医生指导下使用不含防腐剂的滴眼液，但每天滴眼次数不宜过多。《中国干眼专家共识：眼手术相关性干眼（2021年）》指出，常见的眼科手术，如白内障手术、激光角膜屈光手术等都有导致手术源性干眼的可能，大部分患者在术后的3~6个月可以康复，但少数患者可能需要更长时间。

27. 眼部手术后要怎么样洗头、洗澡？

完成眼部手术后，应避免手术部位接触生水，以减少致病菌、异物附着风险，防止伤口感染。在手术后洗头、洗澡时应特别注意。

- 手术前一天做好全身清洁，术后当天避免洗头、洗澡。
- 眼部可覆盖无菌纱布或用干净的毛巾遮挡，避免生水和洗发水进入眼睛。
- 洗头时取平卧位或者仰卧位。洗澡时取坐位或站立位，花洒应与颈部齐平或在颈部以下，同时避免过度低头弯腰导致生水进入伤口引发眼内感染（图8-20）。

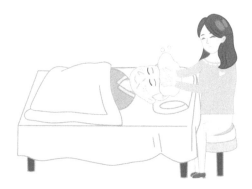

图 8-20　仰卧位洗头

● 选择温和无刺激的洗护用品，同时注意控制淋浴水流，避免水流过大溅入眼内。

● 洗头、洗澡时水温适宜，最佳温度是 35~40 ℃，糖尿病患者水温不宜超过 37 ℃，并避免过度用力洗擦，以免造成身体损伤，洗澡时间尽可能控制在 10~15 分钟。

● 洗头、洗澡过程中眼睛若不小心进了生水或洗护用品，可用抗生素类滴眼液进行眼部冲洗，若无不良症状可先自行观察；如出现红肿、疼痛、干涩等异常状况，应立刻到医院处理。

28. 眼部手术后多久可以乘坐飞机?

随着交通工具的日益便捷和医疗水平的不断发展，跨区域治疗的患者呈现逐年增多的趋势。做完眼部手术后，可不可以乘坐飞机已经成为眼科患者最关心的问题之一。

患者进行眼部手术后乘坐飞机的时间因病情、手术方式而异，大部分患者不受手术影响。由于机舱内空气较为干燥且不流通，乘坐飞机时可准备不含防腐剂的人工泪液滴眼液，减少眼部不适。眼内填充硅油或惰性气体的患者则需要特别注意以下几点。

(1) 飞行高度和气压变化

飞机在高空飞行时气压会发生改变，眼压会随着大气压力的降低而升高，注入硅油和惰性气体的患者可能会出现剧烈头痛、呕吐等症状。

(2) 飞行过程中的颠簸

飞机在起飞、降落和遇到强对流天气时可能会出现剧烈颠簸，容易增加视网膜再脱离的风险。

因此，填充惰性气体的患者在气体吸收前禁止乘坐飞机，硅油填充的患者乘坐飞机前需要征求眼科医生意见。条件允许下，建议优先考虑高铁、汽车等交通工具,尽量避免突发状况给眼睛带来的影响。

29.使用视频终端有哪些注意事项?

随着社会发展和科技进步,各种视频终端设备层出不穷,智能手机、平板、笔记本电脑等已逐渐渗透至我们日常生活的方方面面,然而它们在给我们带来方便的同时也引起了许多健康问题:如眼睛发红、干涩、酸胀、有异物刺激感等,有些甚至还会出现头痛、头晕、颈肩腰部酸痛、食欲减退、便秘等情况,也就是我们所说的视频终端综合征(VDT)(图8-21)。

VDT 是指由于长时间在视频终端前操作和注视屏幕而出现的一组无特异性的症状,包括眼部症状和眼外症状这两部分,其中眼部症状以视疲劳和干眼为主要表现。推荐生活中使用如下方法护理眼睛。

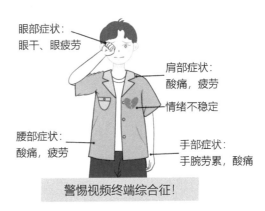

图8-21 视频终端综合征(VDT)

(1)眼部护理

减少角膜接触镜的佩戴,保持眼部清洁,减少或不画眼妆。

(2)饮食护理

多进食富含维生素 A 及维生素 B_2 的食物,如胡萝卜、蛋黄、瘦肉等。

(3)生活护理

①减少电子产品的使用时间,遵循"20-20-20"法则,即用眼 20 分钟眺望 20 英尺(1 英尺≈0.3 米)以外 20 秒,保证充足的睡眠。②调整电脑和手机屏幕的亮度,光线要柔和,不宜太亮或太暗。摆放绿色植物,既可以改善

空气质量，保持空气湿润，还可以缓解视疲劳。③看电脑和手机屏幕时，保持合适距离(45~60厘米)且姿势端正，避免躺着看书或边走边看。④增加户外运动时间，缓解视疲劳。

当长时间使用电子产品出现眼睛干涩、发红、有灼热感或异物感、视物模糊等视觉疲劳症状时应立即休息，可用湿热毛巾热敷双眼来缓解视觉疲劳症状，如无法缓解应立刻前往医院寻求医生的帮助并排除其他眼部疾病。

30. 手术前后为什么要散瞳?

散瞳是眼科常见的一种检查和治疗方法，通常是指使用睫状肌麻痹剂将瞳孔散大，然后进行相应的检查和治疗。散瞳药物的使用在手术前后均具有重要意义，其作用主要有以下几个方面(图8-22)。

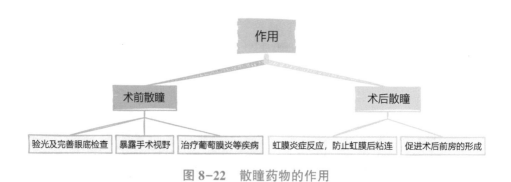

图 8-22　散瞳药物的作用

根据效果、持续时间的不同，散瞳药物主要分为两种：短效散瞳剂和长效散瞳剂(表8-6)。

表 8-6　不同散瞳药物的特点

类型	药名	特点
短效散瞳药	托吡卡胺 复方托吡卡胺滴眼液剂	作用快，但持续的时间较短
长效散瞳药	阿托品眼用凝胶	作用时间长，可能会产生皮肤、黏膜干燥、发热、面部潮红、心动过速等现象

使用散瞳药物后要压迫鼻根部的泪囊区 5 分钟，以减轻药物经鼻泪道吸收引起的不良反应。点药后要将头偏向患眼侧，切勿让散瞳药流到对侧眼，以免引起不良反应。此外，在散瞳药物的作用下患者会出现强光照射下睁眼困难和看近物模糊（如手机、书本）的情况，这些症状都是药物的正常反应，待停药后则会恢复正常，无须过度担心。

31. 散瞳检查会对眼睛造成损伤吗？

散瞳检查，就是将瞳孔散大之后对眼睛进行检查。散瞳的目的是通过麻痹睫状肌，使得眼睛调节放松下来，从而更准确评估眼睛的屈光状态以及检查视网膜、视神经和眼底血管等眼部结构。此外，通过散瞳也能有效地减轻眼部炎症反应，防止发生瞳孔后粘连及调节睫状肌麻痹（图 8-23）。

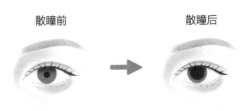

散瞳前　　　　　　　散瞳后

图 8-23　散瞳前后的瞳孔变化

散瞳检查对于大部分人来说是安全的，不会对眼睛造成损伤。在散瞳检查后可能会出现一些不适，如暂时性视近困难、畏光等症状。这些症状通常会在数小时或者数天内随着药效衰退而消失。

尽管散瞳检查通常不会对眼睛造成损伤，但仍需注意以下几点。

• 散瞳药物可能会导致眼压升高，因此在使用散瞳药物之前，需要检测眼压和观察眼前房。如果前房过浅，则有诱发闭角型青光眼的可能，应禁止进行散瞳检查。

• 部分患者在使用阿托品眼用凝胶后会出现面部潮红、心率加快等症状，停止用后症状会逐渐消退，可以多饮水加速药物的代谢以减轻症状。少数人可能会对散瞳药物过敏，用药后可能会出现眼部红肿、瘙痒等过敏症状。如有相关药物过敏史，在进行散瞳检查前请务必告知医生。

• 散瞳后，瞳孔扩大会导致进入眼内的光线增多，因此检查后暂时不适合进行一些需要有良好视力的活动，如驾驶、阅读等。可以在检查后戴上墨镜，以减轻光敏感等不适。

32. 糖尿病患者得了眼部并发症后常见的情绪反应有哪些?

糖尿病患者在得知患上眼部并发症后，可能会出现各种情绪反应。常见的情绪反应有以下几种。

(1)担忧和焦虑

担心眼部并发症对其视力和生活质量造成影响，这种担忧和焦虑可能导致患者精神紧张，失去治疗的信心。

(2)悲伤和沮丧

患者得知患有眼部并发症的消息后可能会感到悲伤和沮丧，心情低落，对未来充满担忧。

（3）感到内疚

部分患者可能会对自己在糖尿病管理方面的不足感到内疚，认为自己应该更加注意饮食、运动和血糖控制，以避免眼部并发症的发生。

（4）恐惧

患者可能会对治疗过程、疼痛、费用等问题感到恐惧，担心治疗过程中可能出现的并发症和后遗症，害怕疾病对于生命构成严重威胁。

（5）挫败感

患者在了解病情后会感到挫败和无助，认为自己在病情管理上付出了很多努力，但仍然未能避免并发症的发生。

（6）社交压力

患者消极评价、自我不满意，担心眼部并发症会影响其社交活动，因为视力下降可能会导致其和他人的交流和互动受到限制。

（7）患者自我管理可能提高或下降

在得知患有眼部并发症后，有些患者可能会更加重视糖尿病的管理，下定决心严格遵守医生的建议，积极改善生活习惯，以减缓病情进展。也有患者可能会消极面对，面对病情听之任之，自暴自弃。

33. 不良情绪会对患者带来哪些影响?

糖尿病相关眼病患者的不良情绪，如焦虑、抑郁等，可能会对他们的身心健康和病情管理产生一定的负面影响，具体表现在以下几个方面。

（1）血糖控制受阻

不良情绪可能会导致患者在饮食、运动和药物管理方面出现困难。焦虑和抑郁等负面心理刺激，会降低患者遵循医嘱和自我管理的积极性，从而影响血糖控制。

（2）激素水平变化

如果长期处于压力、焦虑和抑郁状态下，会使患者的肾上腺素、生长激素等激素水平升高，这些激素水平的升高都是升高血糖的危险因素。

（3）免疫功能下降

长期的不良情绪会削弱免疫系统，使患者更容易生病和感染。

（4）生活质量下降

抑郁、焦虑和压力情绪可能会降低患者的生活质量，影响其日常生活、工作和社交。

（5）睡眠问题

不良情绪可能导致糖尿病患者出现睡眠障碍，如失眠、多梦、早醒等。睡眠质量不佳可能进一步影响血糖控制，加重患者的病情。

（6）心血管风险增加

长期的不良情绪可能增加患者心血管疾病的风险。焦虑和抑郁可导致血压升高、心律不齐等心血管问题，增加糖尿病的并发症风险。

34. 如何自我调节管理自己的不良情绪？

情绪管理是保持适当的情绪体验与行为反应，帮助宣泄不良的负性情绪，减轻糖尿病相关眼病患者的心理负担，正确面对现实，以良好的心理状态应对治疗和手术。

（1）正确认识疾病

面对未知的疾病，我们要学会坦然面对，早发现早治疗。通过医务人员了解糖尿病相关眼病的知识，积极配合诊治。对待疾病的发生，不要自

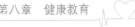

乱阵脚,保持良好的心境,树立战胜疾病信心。

（2）觉察并接纳自己的情绪

多肯定自己,鼓励自己,在面临疾病或痛苦时,允许自己产生各种不好的情绪,并予以接纳。

（3）正确认识自我

学会多层次、多角度地认识和评价自己,扬长避短充分发挥自己的潜力和资源,调动主观能动作用。

（4）适度宣泄

可以把自己不良的情绪合理宣泄出来,如向朋友、家人或医务人员倾诉,与病情相似的病友交流;也可以多参加一些户外活动,接触美好事物,如绘画、音乐、运动、旅游等。学会主动获取家人和社会的支持,帮助自己尽可能地回归社会。

（5）自我积极暗示

学会对自己进行积极的心理暗示是一种非常好的自我疗愈方法。如果我们经常容易情绪低落,就更加需要学习这种方式。我们可以对自己说,这个世界不如意的事情本来就有很多,没有谁是一帆风顺的,只有振作起来,才能让一切变得更好。

（6）积极、正性思维

正确对待生活中的突发应激事件,关注事物的正面,发现身边的美好,思考既往自己的有效经验,传递自己应对不良情绪的信心。当失常情绪出现时,保持冷静,及时调整心态,保持乐观向上的生活态度。

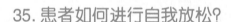

35. 患者如何进行自我放松?

患者可以通过多种方法来进行自我放松,包括呼吸调节法、肌肉放松和冥想放松等。这些方法可以帮助患者消除心理紧张因素,纠正不良心理状况,树立对疾病正确的认识和战胜疾病的信心,有利于糖尿病的控制,减轻和延缓眼病等并发症的发展。

(1)呼吸调节法

呼吸调节法就是通过主动调节自己的呼吸,使其身体得到放松,从而达到改善其紧张、焦虑等情绪的目的。练习的时候,注意力主要集中于身体变化,感受这个过程。先缓慢地通过鼻腔深吸一口气,屏住呼吸,再缓慢地用口腔呼气。反复练习,次数越多,您越能感到心情平静、精神集中、充满活力、全神贯注。

(2)肌肉放松

肌肉放松是训练个体能随意放松全身肌肉,缓解紧张、恐惧、焦虑等负性情绪。首先将身体的肌肉保持紧张的状态,感受该部分肌肉的紧张,然后再将肌肉慢慢放松,释放肌肉全部的紧绷感,并将注意力集中在肌肉慢慢放松的舒服的感觉上,再仔细去感觉肌肉"紧张"和"放松"之间的不同,从而更好地认识紧张反应,并对此进行主动地放松。

(3)冥想放松

冥想是将想象、音乐和暗示法融为一体。想象一个场景,在这个场景中会充分感到平和,自由地释放所有的紧张和焦虑。它可以是儿时最喜欢的一个地方、某个热带海滩,或者安静的树林和峡谷。为了辅助想象,可以配合场景播放海滩或者树林的音频。美好的想象、轻松的音乐、适当的心理暗示,可以使人的心情轻松、思维开阔,使人的自信心增强。

36. 家属可以给予患者哪些心理支持?

关注患者的心理健康，帮助其调节不良情绪，对患者适应疾病，提高生活质量大有裨益，家属和朋友应该采取积极的措施，增强患者战胜疾病的信心。建议家属可以通过以下几种方式来给予患者良好的心理支持。

（1）关注患者的心理状态

家属应密切关注患者的心理状况，及时给予疏导。可以通过聊天、分享兴趣爱好等方式，让患者保持愉快的心情，同时在聊天过程中，家属要做到耐心倾听，给予理解和接纳，而非批评或指责。

（2）提供心理健康护理

家属对患者的心理护理需因人因时因地而异，以适应其个体性特征，缓解其不良情绪，找到新的生活目标和精神寄托，以良好的心理状态接受治疗。

（3）常与患者保持沟通

对于情绪低落的患者，家属应多加安慰并给予不断地鼓励，组织轻松的活动以缓解压力，帮助他们重拾信心并积极配合治疗。

（4）提供膳食营养指导

在稳定患者心理的同时进一步提升患者饮食、运动、用药等遵医行为，为患者建立适宜治疗的环境。家属可以建议患者多食用富含蛋白质和膳食纤维的食物，均衡的营养有助于提高患者的免疫力，改善患者的不良情绪。

（5）鼓励社交

鼓励患者回到亲朋好友的社交圈中，接受他人快乐的感染，获得社会支持的力量；鼓励患者多参加集体活动，晒晒太阳，外出散步。

（6）必要时寻求心理医生的帮助

如果患者自我疏导能力较差，难以排解不良情绪，家属可协助患者向心理医生咨询，由专业人员进行相关干预和指导治疗，因疾病带来的紧张、恐惧和焦虑，帮助其尽早摆脱不良情绪的困扰。

通过以上心理护理、认知矫正、饮食调整等多方面来帮助患者调节自己的不良情绪，需要医护人员、患者、家庭成员和社会等多方面的共同努力（图8-24）。

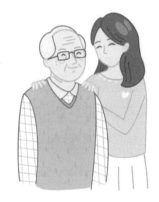

图8-24 关爱家人

37. 就医前应如何调整自己的心理状态?

患者在就医前对医院环境、医生、医疗流程等可能会很陌生，也许会有些紧张、局促，建议患者可以通过以下方式来调整自己的心理状态。

（1）了解疾病知识

通过学习糖尿病相关知识，正确认识疾病，帮助自己更好地配合医务人员进行治疗。

（2）树立坚定信念

坦然面对病情，保持积极的心态，树立战胜疾病的信念，相信生命每延续一天都会带来新的希望和机遇。

（3）获得心理支持

多与亲戚或朋友进行交流，释放不良情绪，获得温暖和力量，寻求开导与安慰，增强心理上的支持。

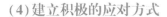

（4）建立积极的应对方式

面对就医前的心理压力，不要采取否认、回避、退缩等不良应对方式，需要建立良好的生活习惯，保持饮食平衡，睡眠充足，同时可以把注意力转移到有氧运动、听音乐等活动上，以缓解不良情绪，调整好自己的心理状态。

（5）寻求专业的心理援助

当就医前恐惧、紧张、焦虑情绪难以承受并感到痛苦时，可以到心理专科医院或心理咨询机构寻求专业的援助。

在就医前将自己的心理以及情绪调整到一个最佳的状态，能够帮助患者在有限的时间内跟医生进行更加有效而充分的交流。

38. 如何缓解术前的焦虑状态？

焦虑是患者围术期最为常见的情绪问题，其发生与手术应激及压力有关，可以表现为急性焦虑发作或广泛性的焦虑情绪，还有可能会导致患者的血糖升高，影响手术的顺利进行和病情的控制。可以通过以下方式缓解术前焦虑。

（1）了解手术信息

了解手术过程、可能的风险及术后康复情况，可以帮助患者在心理上做好准备。

（2）学习放松技巧

练习深呼吸、渐进性肌肉松弛、冥想或瑜伽等放松技巧，这些方法可以帮助患者在手术前保持冷静和放松。

（3）分散注意力

在手术前的一段时间，尝试将注意力转移到其他活动上，如阅读、听音乐、观看电影或与朋友聊天，有助于缓解焦虑。

（4）倾诉和分享

与亲朋好友分享我们的感受，寻求他们的支持和鼓励。

（5）同伴支持

寻找面临类似手术的其他患者，加入支持团体，分享交流经验和互相鼓励，获取共同面对困难的力量和信心。

（6）保持积极心态

保持积极乐观向上的心态，相信手术能够治疗疾病，能够帮助我们恢复健康。

（7）规律作息

在手术前尽量保持规律的作息和良好的生活习惯，例如，保证充足的睡眠、保持适当的运动等，这有助于我们在手术前保持良好的身心状态。

通过以上方式，相信我们可以更好地做到正面应对疾病以及手术，如果患者自身的焦虑情绪依旧难以控制，建议寻求专业心理咨询机构的帮助。

参考文献

[1] 中华医学会糖尿病学分会，国家基层糖尿病防治管理办公室.国家基层糖尿病防治管理指南(2022)[J].中华内科杂志，2022，61(3)：249-262.

[2] 中华医学会内分泌学分会.糖尿病患者血糖波动管理专家共识[J].中华内分泌代谢杂志，2017，33(8)：633-636.

[3] 高艳红，徐春.成人围手术期血糖监测专家共识[J].中国糖尿病杂志，2021，29(2)：81-85.

[4] 高昕媛，徐倩，匡洪宇.《糖尿病相关眼病防治多学科中国专家共识》(2021年版)解读[J].临床内科杂志，2022，39(5)：306-309.

[5] 孟倩丽，张良，谢洁.几种糖尿病相关眼病的诊断治疗规范[J].眼科新进展，2022，42(4)：253-261.

[6] 中华医学会眼科学分会眼底病学组，中国医师协会眼科医师分会眼底病学组.我国糖尿病视网膜病变临床诊疗指南(2022年)[J].中华眼底病杂志，2023，39(2)：99-124.

[7] 中华医学会眼科学分会青光眼学组，中国医师协会眼科医师分会青光眼学组.中国青光眼指南(2020年)[J].中华眼科杂志，2020，56(8)：573-586.

[8] 中华医学会眼科学分会青光眼学组.中国新生血管性青光眼诊疗专家共识(2019年)[J].中华眼科杂志，2019，55(11)：814-817.

[9] 中华医学会眼科学分会神经眼科学组.中国糖尿病性视神经病变诊断和治疗专家共识(2022年)[J].中华眼科杂志，2022，58(6)：405-411.

[10] 闫晨曦，姚克.中国糖尿病患者白内障围手术期管理策略专家共识(2020年)解读[J].海南医学，2020，31(19)：2449-2451.

[11] 中华医学会眼科学分会白内障及人工晶状体学组.中国人工晶状体分类专家共识（2021年）[J].中华眼科杂志,2021,57(7):495-501.

[12] 曹清明,王蔚婕,张琳,等.中国居民平衡膳食模式的践行——《中国居民膳食指南(2022)》解读[J].食品与机械,2022,38(6):22-29.

[13] 亚洲干眼协会中国分会,海峡两岸医药卫生交流协会眼科学专业委员会眼表与泪液病学组,中国医师协会眼科医师分会眼表与干眼学组.中国干眼专家共识：检查和诊断（2020年）[J].中华眼科杂志,2020,56(10):741-747.

[14] 邵毅,陈鲁嘉,邹洁.干眼的诊断评估与治疗规范—2021年专家共识解读[J].眼科新进展,2022,42(10):757-762.

[15] 干眼强脉冲光临床应用专家共识专家组,中国康复医学会视觉康复专委会干眼康复专业组.强脉冲光治疗睑板腺功能障碍及其相关干眼专家共识(2022)[J].中华实验眼科杂志,2022,40(2):97-103.

[16] 阿柏西普玻璃体内注射治疗糖尿病性黄斑水肿中国共识专家组,陈有信.阿柏西普玻璃体内注射治疗糖尿病性黄斑水肿中国专家共识(2021)[J].中华实验眼科杂志,2021,39(5):369-375.

[17] 童晓维.糖尿病视网膜病变诊疗与治疗[M].上海：上海科学技术文献出版社,2023.

[18] 赵堪兴,杨培增,等.眼科学[M].第8版.北京：人民卫生出版社,2013.

[19] 尤黎明,吴瑛.内科护理学[M].第7版.北京：人民卫生出版社,2022.

[20] 席淑新,肖惠明.眼耳鼻咽喉科护理学[M].第5版.北京：人民卫生出版社,2022.